W0240490

Spirituelles Heilen
und
Schulmedizin

PD Dr. med. Jakob Bösch

Spirituelles Heilen und Schulmedizin

Eine Wissenschaft am Neuanfang

LOKWORT

Für meine Kinder Jonas, Michael, Rahel und Vera sowie für meine Freunde Graziella Schmidt und Dr. Fritz und Maja Schnorf.

Um den Lesefluss nicht zu beeinträchtigen, werden bei Personengruppen die männliche und die weibliche Form abwechslungsweise verwendet.

Lokwort im Internet: www.lokwort.ch	Jakob Bösch im Internet: www.jakobboesch.ch

Umschlagbild von Graziella Schmidt
Lektorat: Charlotte van Stuijvenberg, Zollikofen
Layout: AVD Bern, Claudia Wälchli
Druck: Clausen & Bosse, Leck

3. Auflage 2003

© 2002 Buchverlag Lokwort, Bern
ISBN 3-906786-09-9
Abdruckrechte nach Rücksprache mit dem Verlag

Einleitung

Die Erde sei in verzweifelter Not und die alten wissenschaftlichen Methoden würden zur Rettung und Heilung nicht ausreichen; deshalb müsste mit allen Kräften das zweite Erwachen der Wissenschaft gefördert werden, meint der amerikanische Physikdozent und Astronaut Brian O'Leary in seinem Buch «Das zweite Erwachen der Wissenschaft».

Ebenso wie die Erde ist auch die Medizin in einer verzweifelten Krise. Nur mögen wir uns dies noch nicht recht eingestehen. Wir reden von der Krise des Gesundheitswesens. Doch die Not des Gesundheitswesens lässt sich nicht von der Krise der Medizin trennen. Es gibt viele Vorschläge, wie die Medizin sich zu erneuern habe. Ich bilde mir nicht ein, alle möglichen Wege zu kennen. Ich persönlich glaube, dass die Prinzipien des ständigen kritischen Fragens, das heisst der abendländischen Wissenschaft, sich bewährt haben und sich weiter bewähren werden. Allerdings sehe ich, dass gerade dieses unabhängige kritische Fragen in der Medizin mehr denn je in Gefahr ist und in weiten Bereichen verlassen wurde.

Die mechanistische, materialistische Weltsicht war einst eine kühne Hypothese, die ermöglichte, jahrhunderte- oder gar jahrtausendealte Dogmen, die uns einschränkten und ängstigten, über Bord zu werfen. Dies hat die Medizin, aufbauend auf den vorauseilenden Grundlagenwissenschaften wie Physik, Chemie, Biologie, unglaublich beflügelt und nicht nur die medizinischen Erfolge ermöglicht, sondern das Denken allgemein befreit mit Auswirkungen auf die ganze Gesellschaft und Politik. Die Wissenschaft hat indirekt sicher auch die Demokratisierung, die Formulierung der Menschenrechte, die Emanzipation der Frauen und weiteres wesentlich gefördert. Ich bin persönlich ein ganz konkreter Nutzniesser dieser Entwicklung, indem ich trotz einfacher bäuerlicher Herkunft ein wunderbares Studium absolvieren und einen wunderbaren Beruf erlernen durfte. Das ist heute fast eine Selbstverständlichkeit, wäre aber vor zweihundert Jahren noch völlig undenkbar gewesen.

Wie wohltuend muss es gewesen sein, meint der Biologe Rupert Sheldrake, nach den Kreuzzügen, nach all den Religionskriegen, nach der unsäglichen Inquisition und den Hexenverfolgungen einmal den Menschen und den Kosmos von alldem zu reinigen und zu befreien und sie nur als unbelebte und unbeseelte Maschinen zu sehen. Diese Hoffnung und Begeisterung glaubt man noch in Zitaten der Pioniere zu spüren, wie beispielsweise im über hundertsechzigjährigen Spruch des Physiologen Emil Du Bois-Reymond, wie Ernst Wilhelm Brücke auch ein Schüler des grossen Johannes Müller: «Brücke und ich schworen einander einen heiligen Eid, um diese Wahrheit zu verwirklichen: Keine anderen Kräfte als die allgemein physisch-chemischen wirken im Organismus.»

Wir glauben nicht mehr, wir erfahren; wir glauben an die Erfahrung. Trotz der Paradoxie in diesem Satz, dürfte er für unser Zeitalter gültig sein. In einem der spirituellsten Bücher, das ich kenne, dem «Kurs in Wundern», heisst es sogar: «Der Glaube an Gott ist kein sinnvolles Konzept. Gott kann man nur erfahren.» Dies ist auch mein persönlicher Glaube und Leitmotiv für dieses Buch. Dieses Prinzip Erfahrung ist aber in Gefahr. Wir sind in Gefahr, die Widersprüche, die sich mit der mechanistischen Hypothese inzwischen angesammelt haben, zu übersehen und trotz gegenteiliger erfahrungswissenschaftlicher Ergebnisse weiterhin die alten Hypothesen als Dogma zu pflegen. Damit kommen wir immer weiter vom erfahrungswissenschaftlichen Weg ab. Unmerklich geraten wir wieder in die alten, glaubensähnlichen Ideologien und Hierarchien hinein. Vor ein paar Jahren noch hatte ich die

Hoffnung, es würde genügen, meinen Kolleginnen und Kollegen die bereits bestehenden wissenschaftlichen Ergebnisse zum Spirituellen Heilen zur Kenntnis zu bringen, ihnen offensichtliche klinische Erfolgsfälle vorzuführen und sie auf die Konsequenzen aufmerksam zu machen, die sich aus dem modernen, physikalisch begründeten Weltbild auch für die Medizin ergeben. Die Erfahrung hat mich belehrt, dass meist ganz andere Kräfte wirken als der Drang nach Erkenntnis und wissenschaftlicher Wahrheit. Wie recht hatte doch der Wissenschaftshistoriker Thomas Kuhn, der schon vor bald vierzig Jahren den heute überall verwendeten Begriff des Paradigmas aufbrachte. Thomas Kuhn hat deutlich beschrieben, wie die Geschichte der Wissenschaft sich nicht geradlinig und nicht nach den Regeln der Logik entwickelt. Die sozialen Ängste, die materiellen Zwänge, die Machtverhältnisse in den immer noch weitgehend geschlossenen Kreisen der wissenschaftlichen und universitären Hierarchien bestimmen vor allem den Fortgang der Umsetzung der Erkenntnisse. Wissenschaft in ihrer reinen Form ist der Erkenntnis und der Wahrheit verpflichtet. Genau die gleiche Verpflichtung ergibt sich aus einer spirituellen Lebenshaltung. Diese Wahrheit kann und wird sich ständig ändern, weil das Bewusstsein der Menschen sich ständig ändert. Darum müssen die Erkenntnisse und die Wahrheit jederzeit neu überprüfbar sein und neu überprüft werden. Nie dürfen verfestigte Dogmen dieses Überprüfen ersetzen. So verstanden sind Spiritualität und Wissenschaft das gleiche. Beide setzen eine grundsätzliche Offenheit voraus, die eigene Position immer wieder in Frage stellen zu lassen. Dies ist jedoch grundlegend verschieden von einem erstarrten Skeptizismus allem neuen Denken gegenüber.

Dieser erstarrte Skeptizismus einem neuen Denken gegenüber ist in der heutigen Medizin weit verbreitet. Die Innovationskraft leidet massiv und die ursprünglichen Erfolge der modernen Medizin drohen sich dadurch in ihr Gegenteil zu verkehren. Vermutlich hat dieser Prozess sogar schon begonnen, indem die Nebenwirkungen eines erstarrten Denkens sich anhäufen, aber übersehen werden. Die Nebenwirkungen der modernen medizinischen Therapien sind also die Folgen eines sich nicht erneuernden Denkens. In diesem Sinne bildet dieses Buch den Versuch, meinen Teil zur Bewältigung der Medizinkrise beizutragen.

Der Mensch ist ein ökologisches System im Kleinen. Bei der Erde haben wir erkannt, dass wir mit Autos, Flugzeugen, Atomkraftwerken, Kunstdünger, Flussverbauungen, Erdölgewinnung, zwar bedingt und zeitlich begrenzt, erfolgreich sind, dabei aber das feinabgestimmte, lebendige System unseres Planeten unversehens irreversibel schädigen und zu Tode bringen können. Für das ebenso fein abgestimmte belebte und beseelte System Mensch haben wir den entsprechenden Erkenntnisschritt in der Medizin noch vor uns. Hoffnungsvoll ist die wachsende Einsicht der Betroffenen, das heisst der Medizinkonsumenten, die mit ihrer persönlichen Wahl die weitere Entwicklung mitbestimmen, soweit die gesetzlichen Einschränkungen dies erlauben. Nicht nur der einzelne Mensch ist durch die Nebenwirkungen gefährdet. Im aufbereiteten Wasser, das wir täglich trinken, mehren sich die Konzentrationen von Abbauprodukten künstlich zugeführter Hormone und Medikamente aus unserem Urin und dem der Tiere, die auch die besten Abwasserreinigungen nicht zu entfernen vermögen. Diese Gefahren scheinen so gross und wenig kalkulierbar zu sein, dass sie inzwischen den Versicherern etliches Kopfzerbrechen bereiten.

Auf einer sehr persönlichen Ebene haben wir alle die Freiheit der Mitbestimmung. Die Erkenntnis, dass wir vor allem beseelte und spirituelle Wesen sind, muss niemandem verschlossen bleiben und wenn diese Erkenntnis erst einmal eingesetzt hat, sind der weiteren Entwicklung kaum Grenzen gesetzt. Wir alle können die Erfahrung geistigen Wachstums machen. Wir alle können unsere Ängste und Schuldgefühle langsam verlieren und durch Vertrauen und Zuversicht ersetzen. Gerade die schweren Zeiten helfen uns seltsamerweise, das uralte Wissen um die Gesetze von Gesundheit und Krankheit wieder zu entdecken und von einem kurzsichtigen und vordergründigen Streben nach nur körperlicher Gesundheit Abstand zu nehmen. Die vielen chronischen Krankheiten, die chronischen Schmerzzustände und Depressionen führen uns zur Wiederentdeckung des letztlich hilfreichen Wesens der Krankheiten, die uns zur spirituellen Vollkommenheit – um mit Jesus zu sprechen – führen wollen, wenn wir den Sinn des Lebens zu sehr vergessen und die Einsicht in die Vormacht des Seelischen und Geistigen in unserem Leben zu sehr verloren haben.

Die Wissenschaft war Garant des freien Denkens und muss es wieder werden. Diese Freiheit gilt es um jeden Preis wieder zurückzugewinnen durch die Überwindung der ideologischen und ökonomischen Fesseln, in denen nicht nur die Medizin schmachtet. Ein Sprichwort sagt, das Böse sei das überalterte Gute von früher. Nirgends so wie in der Medizin bewahrheitet sich diese Aussage. Für die Medizin insgesamt, die Menschen und die Gesundheitsversorgung wird die längst widerlegte mechanistische Hypothese je länger je mehr zu einer immer schwereren Last und zu einer Bedrohung der Gesundheit für Mensch und Erde.

In welche Richtung kann denn das zweite Erwachen der Wissenschaft gehen? Bei den schamanischen Völkern rund um die Erde und in allen Hochkulturen, insbesondere auch bei den unsere Kultur begründenden Griechen, war das Heilen mit dem Gebrauch intuitiver, hellsichtiger und spiritueller Kräfte verbunden. Dies ist ausführlich beschrieben bei Hippokrates, auf dessen Eid wir Ärzte uns berufen. Bei den alten Griechen waren die intuitiv begabten und hellsichtigen Ärzte die wahren Vertreter der Heilkunst, während die bloss technisch und verstandesmässig arbeitenden als Scharlatane galten. Bis in die Mitte des 19. Jahrhunderts war man sich der intuitiven Kräfte des Menschen und seiner Verbindung mit den geistigen Welten durchaus auch in Ärztekreisen noch bewusst und machte davon Gebrauch. Erst spätere Generationen haben den intuitiven, lebendigen und spirituellen Kräften abgeschworen. Mit dem enthusiastischen Schwur von Brücke und

Du Bois-Reymond, der von vielen in ähnlicher Weise getan wurde und noch getan wird, hat das Unglück, wie wir heute sehen müssen, sich unmerklich, langsam und listig in unsere Medizin eingeschlichen.

Ich sehe keinen anderen Weg, als die uralten Kräfte und Einsichten wieder zu entdecken und in wissenschaftlicher Art zu integrieren, wenn wir aus unserem selbstgemachten Unglück, unserer globalen Krankheit wieder herausfinden wollen. Das ist das zweite Erwachen der Wissenschaft. Die lebendige Seele, wahrscheinlich das, was viele Gott nennen, hat die Kraft zu heilen, uns selber und andere. Sie kann uns heilen von körperlichen Beschwerden, insbesondere aber von Angst, Schuld, Hass, Gier, um der ewigen Gesundheitsessenz, der Liebe, den ersten Platz einzuräumen. Dafür setzt sich auch der Dalai Lama mit aller Kraft ein; hier können sich Ost und West, Spiritualität und Wissenschaft wieder treffen und vereinen.

Das Buch will aufzeigen, wie viel an Wissen und Wissenschaft schon vorhanden ist, das die persönliche Erfahrung der Kraft der Spiritualität stützt und uns helfen kann, die Neuorientierung der Medizin voller Energie an die Hand zu nehmen. Meine Hoffnung ist, dass das Wissen um die Realität lebendiger Kräfte und sinnhaltiger Verbundenheit unter den Menschen und im Kosmos uns aufhorchen, umdenken und uns neu orientieren hilft, was im Griechischen «metanoiete» heisst, ein Ausdruck oder Ratschlag, den Jesus oft gebrauchte und der meiner Meinung nach fälschlich mit «tut Busse» übersetzt wurde. Wir müssen nur büssen, wenn wir nicht umdenken.

Meine Hoffnung gilt allen, die wagen, ihr Herz zu öffnen und betroffen zu sein. Allen, die mit ihrem inneren Frieden, ihrer Gelassenheit oder Angst, mit ihrer Gesundheit, Krankheit und ihren Finanzen die Resultate der mechanistisch verstandenen Medizin zu verkraften haben. Es ist eine von unten kommende Bewegung im Gange, wie Woodson Merell, Direktor eines der vielen neuen Mind-Body-Spirit-Institute an US-Spitälern es nennt, eine «grass-root-revolution», eine Graswurzel-Revolution.

Das Buch handelt viel von Wissenschaft, denn die Grundlagenfächer wie Physik und Biologie haben die Basis geschaffen, um in wissenschaftlicher Art das uralte Wissen in neuer Form in die Medizin zu integrieren. Dennoch war es nicht meine Absicht, ein typisch wissenschaftliches Werk zu schreiben. Das Buch soll flüssig und in kurzer Zeit, zum Beispiel an einem Wochenende, gelesen werden können. Deshalb bringt es auch nur eine kleine Auswahl all der hoffnungsvollen Forschungsergebnisse und ohne gebräuchliche Zutaten, die den Anschein besonderer Seriosität erwecken. Es ist nicht Ziel dieses Buches, die weiter oben erwähnten Skeptiker zu überzeugen. Das könnte nur auf anderen Wegen und durch andere Mittel geschehen. Die Skeptiker, sofern einige das Buch lesen, werden einwenden, es sei nicht fundiert genug. Würde es in deren Sinne fundiert genug geschrieben, wäre es so dick, dass es gerade deshalb kaum gelesen würde. Das Buch vermittelt einen Überblick für Menschen, die schon am Umdenken und am Suchen sind. Es kann ihnen helfen, die Suche weiterzuführen.

Ich habe keine Scheu, auch von physikalischen Experimenten zu schreiben, die ich nur teilweise verstehe und die vielleicht auch wieder revidiert werden. Dies wird mir zum Vorwurf gemacht. Doch bedenken wir, wie sehr gerade die sogenannt gesicherten Tatsachen in der neuen Wissenschaftsgeschichte immer wieder über den Haufen geworfen werden. Nach den Aussagen der neuen Physik erscheint es eindeutig, dass es diese gesicherten, objektiven Tatsachen nicht gibt und vermutlich nie geben wird, weil wir immer Mitschöpfer sind. Jeder unserer Messversuche verändert die Welt, wie schon Einstein offenbar erkannt hat, wenn er gesagt haben soll, dass wenn eine Maus das Universum betrachte, so sei das Universum verändert.

Hören wir auf, die Wissenschaft als die Suche nach objektiver Wahrheit zu missverstehen. Gestehen wir uns ein, dass es ein nie aufhörender kreativer Prozess ist. Dazu brauchen wir Hypothesen, die wir prüfen können. Diese Hypothesen sollen schön und gut sein, wie einst die mechanistische Hypothese schön und gut war. Sie sollen unser Denken und unser Forschen beflügeln und uns Mut machen, die anstehenden Probleme zu lösen. Zu dieser schönen Hypothesenbildung in der Medizin sind die modernen Erkenntnisse der Physik wunderbar geeignet, unabhängig davon, wie lückenlos sie sich zur Zeit auf die Medizin übertragen lassen. Schon Leonardo da Vinci hat Fluggeräte gezeichnet, er hat offenbar gewusst oder gespürt, dass die Überwindung der Schwerkraft mit technischen Hilfsmitteln möglich sein muss, auch wenn noch Jahrhunderte verstrichen, bis seine Visionen umgesetzt wurden. Und die Gebrüder Whright haben so lange getüftelt, bis die Flugmaschine eben ihren Vorstellungen gehorcht hat, allen Skeptikern zum Trotz. Und Elmer Green, den man den Vater des Biofeedbacks nennt, soll einmal gesagt haben, sein ganzes Forscherleben habe darin bestanden, das zu beweisen, von dem er gewusst habe, dass es möglich sei.

Die Schulmedizin spricht von den Herzohren; die oft als gegensätzlich empfundenen spirituellen Heilerinnen sagen, mit dem Herzen könne man hören. Hier scheinen sich die vermeintlichen Gegensätze fast zu treffen. Wer ein Herz hat zu hören, der höre auf sein Herz und fühle es. Diesen wünsche ich die notwendige Zivilcourage, eine der wichtigsten spirituellen Eigenschaften in der heutigen Zeit, um mit klarem Reden und zielgerichtetem Handeln das nicht Aufschiebbare anzupacken.

1. Spirituelle Wende in der Medizin?

Die US-Amerikaner sind ein besonders religiöses Volk. Je nach Untersuchung glauben bis zu 95% an Gott und der überwiegende Teil bestätigt, täglich bis wöchentlich zu beten. Von den Psychiatern glauben diesen Forschungen zufolge nur gerade 43% an ein göttliches Wesen. Diese weltanschauliche Diskrepanz zwischen den «Seelenärzten» und den Hilfesuchenden führt zu einem spirituellen Notstand. Der Präsident der amerikanischen Psychiatergesellschaft redete an der Jahresversammlung 1999 seinen Kollegen ins Gewissen, die spirituellen Bedürfnisse der Hilfesuchenden ernst zu nehmen.

Die Hälfte von befragten Spitalpatientinnen äusserten den Wunsch, ihre Ärzte möchten am Krankenbett mit ihnen beten. Solche Ergebnisse bringen die Ärzteschaft in Verlegenheit, wird doch an einem der letzten grossen Tabus gerüttelt. Anders als die Sexualität haben Spiritualität und Religiosität der Enttabuisierung bis heute standgehalten. Neuerdings jedoch erscheinen in den renommierten Medizin-Fachzeitschriften Arbeiten, die sich mit dem Thema der spirituellen Bedürfnisse gesunder und kranker Menschen befassen und den Zusammenhang zwischen religiösen Überzeugungen und Gesundheit untersuchen. Die Zahl entsprechender wissenschaftlicher Publikationen nimmt deutlich zu. Mehrere hundert Arbeiten zum Zusammenhang zwischen spirituellen Überzeugungen/religiöser Praxis und Gesundheit wurden veröffentlicht und kritisch analysiert. In Kapitel zwei wird ausgeführt, dass religiös-spirituelle Menschen über bessere körperliche und seelische Gesundheit verfügen. Das grosse Tabu Religiosität und Spiritualität in der Medizin beginnt zu wanken.

In der international renommierten Fachzeitschrift «Current Opinion in Psychiatry» vom November 2000 wird von einem zehnköpfigen internationalen Expertenteam das Auseinanderklaffen zwischen den spirituellen Bedürfnissen seelisch und körperlich kranker Menschen und der weltanschaulichen Doktrin in der Psychiatrie diskutiert. Das Dogma, den menschlichen Körper nur als mechanisches Produkt der Evolution zu sehen, sei in der körperorientierten Medizin noch eher aufrecht zu erhalten, während in der Psychiatrie eine enge Bindung an die spirituellen und kulturellen Werte unabdingbar sei. Das spirituelle Wesen des Menschen sei untrennbar mit seiner sprachlichen und kulturellen Entwicklung verknüpft und spiele für das menschliche Anpassungs- und Bewältigungsvermögen eine wichtige Rolle, präge auch Form und Erscheinungen der psychischen Störungen und könne für das Verständnis nicht ausgeklammert werden. In allen traditionellen medizinischen Systemen sei die spirituelle Dimension im Verständnis von Krankheit und Heilung integriert. Die heutige internationale Psychiatrie mit ihrer alleinigen Abstützung auf die Neurobiologie und die Psychopharmakologie und einer rein technischen Ausrichtung von Verhaltensbeeinflussung stelle innerhalb der kulturellen Traditionen rund um die Welt eine Anomalie dar.

Speziell werden die psychiatrischen Diagnosesysteme kritisiert, die zwar eine immer genauere Einteilung von Symptomen ermöglichen, jedoch den Sinn und das Verständnis von Störungen vernachlässigen. Diese psychiatrischen Diagnosesysteme würden die essenziellen Komponenten des Menschen ausschliessen, wie Weltanschauung, Menschenbild, Verständnis der Gefühle und die kosmologisch-spirituelle Orientierung. Diese Entwertung der wesentlichen kulturellen, religiösen und spirituellen Bedeutung als integraler Teil psychiatrischen Verstehens wird in Form von «Sieben Sünden» der modernen Psychiatrie gebrandmarkt.

Trotz phänomenaler Fortschritte der reinen Körpermedizin sei deren Ansehen in den Augen der Benützer dramatisch am

Schwinden, während das öffentliche Interesse an geistigen Themen und Heilungsmöglichkeiten konstant zunehme. Phänomene wie Hellsehen, Telepathie, Handauflegen usw. würden von der offiziellen Wissenschaft mit Spott behandelt und ohne Prüfung als Gegenstände seriöser Forschung abgelehnt. Bewusstseinszuständen wie Ekstase, Meditation, Erleuchtung würde man sich nur mit grösstem Widerstand nähern. Diese A-priori-Ablehnung verrate bei den Wissenschaftern eine emotional bedingte Einseitigkeit, wie sie in der sogenannt objektiven Wissenschaft nicht vorkommen dürfte.

Ähnlich äussert sich der Harvard-Dozent Eugene Taylor in der Fachzeitschrift «Alternative Therapies» vom November 2000. Die Psychologie und Psychiatrie habe in der Medizin einen niedrigen Status und habe sich nicht wirklich etablieren können. Akzeptiert seien nur die Psychopharmakologie, die kognitive Verhaltenstherapie und die Psychoanalyse. Dies habe nichts zu tun mit den psychospirituellen Beziehungen, wie sie in den nicht-westlichen Heilungstraditionen verankert seien. Es gebe aber eine Art psychologischer Schattenkultur, in der spirituelle Ansätze durchaus enthalten seien, wie die existenzial-humanistischen Richtungen, die Jung'sche und die Transpersonale Psychologie. Gewisse Wissenschafterinnen wollten jetzt einzelne Elemente der «Complementary and Alternative Medicine» (= CAM) in das westliche wissenschaftliche System integrieren, allerdings ohne den psychospirituellen Kontext. Die Anwender von CAM jedoch würden die Grenzen zwischen Spiritualität, Psychologie und Medizin als voneinander nicht trennbare Teile verschwinden lassen. CAM werde das erreichen, was die westliche Wissenschaft nicht schaffte; die Wiedereinführung der spirituellen Psychologie in die Medizin.

Die Weigerung vieler Ärzte und insbesondere Psychiater, sich auf religiöse und spirituelle Themen einzulassen, hat oft ehrenwerte Gründe. Viele Patienten und Ärztinnen hatten und haben im Zusammenhang mit ihrer religiösen Erziehung mit Schuldgefühlen und Selbstentwertung zu kämpfen und die religiösen Traditionen haben, wie wenig andere Kräfte, zu Verurteilung, Intoleranz, Unterdrückung, Gewalt und Krieg geführt. Rupert Sheldrake, weltbekannt geworden durch seine Theorie der morphogenetischen Felder, hat anschaulich geschildert, wie befreiend es zu Beginn der Neuzeit, nach all den religiösen Unterdrückungen und Ängsten, gewesen sein muss, den Menschen und die ganze Welt als geistig leere Maschine zu begreifen. Vielleicht war dieser Umweg unerlässlich für das Erwachen zu Mündigkeit, Demokratie und zu den Menschenrechten. Wenn der Zusammenhang zwischen Spiritualität und Gesundheit, zwischen Versöhnung und Wohlergehen, wie er durch die moderne Forschung bestätigt und im nächsten Kapitel dargestellt wird, ernst genommen wird, könnte die Solidargemeinschaft der alles umfassenden Krankenversicherung ernsthaft erschüttert werden, indem den Menschen die Verantwortung für ihre Gesundheit und Krankheit wieder zurückgegeben wird. Solange Krankheit als völlig unverschuldetes Schicksal angesehen wird, das uns durch blinden Zufall und zusammenhanglos trifft, wird der unbegrenzte Zugang zu allen Gesundheitsleistungen eher als richtig empfunden.

Die rasante Entwicklung von CAM an führenden Universitäten und Spitälern der USA scheint Taylor recht zu geben. 1988 hat Herbert Benson – bekannt durch seine Forschungen zum spirituellen Heilen und zur gesundheitlichen Wirkung von Meditation – an der Harvard University das erste Mind-Body-Medical-Institute gegründet. Ebenfalls an der Harvard University hat David Eisenberg neu die «Division of Research and Education in Complementary and Integrative Medical Therapies» eröffnet. Eisenberg wurde bekannt durch seine Forschungen zur Verbreitung von CAM. In den USA haben die Konsultationen für CAM schon 1992 die Konsultationen bei den ärztlichen Grundversorgern übertroffen. Bis 1997 hatten die CAM-Konsultationen eine dramatische Zuwachsrate von 50 % auf 629 Millionen, während die Grundversorger-Konsultationen mit 386 Millionen leicht abnahmen. Die Bevölkerung der USA zahlt zur Zeit für CAM jährlich zwischen 27 und 30 Milliarden Dollar aus eigener Tasche, was die Finanzzeitschrift BARRON'S in New York im Mai 2000 zur Titelzeile veranlasste: «Alternative Medicine Goes Mainstream». Nach Eisenberg besteht ein Zusammenhang zwischen der Öffnung für spirituelle Themen und dem Gebrauch von CAM. Viele der CAM-Benützerinnen haben ein transformatives Erlebnis, ein Umdenken in ihrer Lebenseinstellung durchgemacht.

Weltweit führende Spitäler reagieren auf diese Entwicklung. Das Columbia Presbyterian Hospital in New York, führendes Zentrum für Herzchirurgie, hat auf Initiative des weltbekannten Herzklappen-Spezialisten Mehmet Oz für 10 Millionen Dollar ebenfalls eine sogenannte Mind-Body-Abteilung eingerichtet, in der die Herzchirurgie-Patientinnen nicht nur vor und nach der Operation mit Meditation, Musiktherapie, Yoga, Tai Chi usw. behandelt werden; sogar während der Operation am offenen Herzen wird geistig-energetische Therapie angewendet. Die Nachfrage veranlasste das Spital, diese Leistungen auch ambulant anzubieten. Andere führende Spitäler, wie das Memorial Sloan-Kettering Cancer Center, das Beth Israel Deaconess Medical Center in Boston und viele andere, rühmen sich inzwischen, Mind-Body-Abteilungen zu haben. Nach Taylor bieten inzwischen 3/4 der medizinischen Hochschulen der USA CAM-Kurse an und an einem Grossteil der Krankenpflegeschulen wird Therapeutic Touch, eine systematisch gelehrte Form des geistig-energetischen Heilens, als offizielles Fach im Lehrplan geführt.

Auch der politische Druck veranlasst die Spitäler zu raschem Handeln. Der amerikanische Kongress hat 1991 das «Office of Alternative Medicine» (OAM) mit einem Budget von 2 Millionen Dollar ins Leben gerufen. Inzwischen hat sich das OAM zum «National Center for Complementary and Alternative Medicine» (NCCAM) entwickelt, mit einem jährlichen Forschungsbudget von rund 100 Millionen Dollar. «Ein unglaublicher Vertrauensbeweis», wird Stephen Straus, Direktor des NCCAM, zitiert, der darauf hinweist, dass von 1999 auf 2000 die Zahl der für finanzielle Unterstützung eingereichten Forschungprojekte von 78 auf ca. 300 zunahm. Gezielt sollen bestimmte Bereiche unter dem Begriff «Frontier Medicine Research» gefördert werden, nämlich: Bioelektromagnetische Therapie, Geistiges Heilen, Homöopathie und Gebetsheilen.

Die Zahl der religiösen Menschen ist in Zentraleuropa vermutlich niedriger als in den USA. Für therapiebedürftige Menschen besteht jedoch auch bei uns ein empfindlicher Mangel an spiritueller Begleitung. An verschiedenen psychiatrischen Institutionen wird die Öffnung der Pflegenden und der Ärztinnen für Spiritualität und Spirituelles Heilen mit chefärztlichen Verboten verhindert. Auch Ärztinnen in Kaderpositionen bekennen hinter vorgehaltener Hand, dass sie sich für spirituelle Fragen interessieren oder heimlich eine entsprechende Ausbildung machen. Aufsehen erregte in Deutschland der Chirurg Prof. Jochem Hoyer, der nach 20 Jahren Leitung der Transplantationschirurgie am Lübecker Universitätsklinikum mit 56 Jahren die Universität verliess und jetzt als Geistheiler arbeitet. Und im Sommer 2001 erhielt PD Dr. Harald Walach vom Institut für Umweltmedizin in Freiburg im Breisgau von der EU einen Forschungskredit von 300'000 Euro zugesprochen für ein Projekt, das die Wirkung des Geistigen Heilens untersucht. An den Externen Psychiatrischen Diensten Baselland läuft seit März 2001 ebenfalls ein Forschungsprojekt, das die Wirkung des Geistigen Heilens bei ungewollter Kinderlosigkeit untersucht.

Immer mehr Menschen wollen nicht nur über chemisch-materielle, sondern auch über geistige Aspekte ihrer Krankheit reden können. Sprechen diese Menschen ihre Hausärztinnen darauf an oder gehen sie stillschweigend zu alternativen Anbieterinnen, die ihnen nicht nur sanfte Medikation verschreiben, sondern auch ihren Hunger nach Verstehen ihres Lebens und ihres Leidens stillen? Vielen Menschen ist es wichtig zu lernen, wie sie sich selbst wieder mehr in Harmonie mit einer übergreifenden Ordnung bringen können. Niedergelassene Ärzte äussern, sie fühlten sich von den Hochschulen diesbezüglich im Stich gelassen.

Was könnte denn die Medizin durch die Integration von Spiritualität und Spirituellem Heilen gewinnen? Dieser Frage soll in verschiedenen Kapiteln dieses Buches nachgegangen werden. Vorerst mag ein konkretes Beispiel die Antwort illustrieren:

Ein Internist Mitte vierzig hat zunehmend häufig Zustände von leichter Abwesenheit und Schwindel, verbunden mit einer etwas diffusen Halbseiten-Problematik rechts mit Schmerzen, Schwächezuständen und Muskelverkrampfungen. Neurologisch wird eine herdförmige Epilepsie diagnostiziert, zuerst ursächlich eine Thrombose (Blutgerinnsel) vermutet. Als die Symptome auf die andere Seite überzugreifen beginnen, vermutet man einen Zustand nach Blutgefässentzündung. Bei der Behandlung durch eine Heilerin sieht diese in inneren Bildern, wie der Arzt in etwas jüngeren Jahren an einer Art Wasserfall oder Stromschnelle ausrutscht und ins Wasser fällt. Sie realisiert, dass der Mann einen Schock erlitten hat. Nach der Behandlung spricht sie den Mann darauf an und er bestätigt ihr erstaunt, dass er vor 10 Jahren bei seiner Arbeit für das Internationale Komitee des Roten Kreuzes in Afrika dieses Erlebnis hatte, sich dann allerdings aus eigener Kraft retten konnte und den Vorfall mehr oder weniger vergass. Erfreulich ist, dass durch die Behandlung die Symptome, die medikamentös nicht unter Kontrolle gebracht werden konnten, praktisch verschwanden. Für den Arzt war der Zusammenhang mit dem Trauma allerdings nicht von vornherein ersichtlich.

Das Beispiel steht stellvertretend für manche ähnliche, die immer auf einen Zusammenhang zwischen Schockerlebnis und Symptomentwicklung hinweisen. Faszinierende neue Möglichkeiten ergeben sich dadurch, dass Heilerinnen bei den Behandlungen Traumen der Patienten sehen können, die die Behandelten wenig beachteten, obwohl sie sich meist daran erinnern können, und die sie dann in ihrer Richtigkeit bestätigen. Es scheint immer ein Zusammenhang mit unklaren körperlichen oder psychosomatischen Symptomen zu bestehen. Die Heilerinnen versichern, es gehe bei solchen zum Teil unscheinbaren, manchmal schweren seelischen Schockerlebnissen immer «ein Stück Seele» verloren. In der Psychiatrie würde man eher von «Seelenabspaltung» beziehungsweise Dissoziation reden. Nach Überzeugung dieser Heilerinnen kann eine Therapie nicht erfolgreich sein, solange diese «verlorenen Seelenteile» nicht wieder integriert werden. Diese Ansichten berühren sich mit den tiefenpsychologischen Theorien. Tatsache aber ist, dass man mit den etablierten verbalen Psychotherapie-Methoden in der Regel nicht an diese Traumen herankommt. Deshalb sind die heutigen einsichtsvermittelnden Psychotherapien oft zu lange und zu wenig effizient. Bei dem anwachsenden Heer von psychische Hilfe suchenden Klienten benötigen wir weniger zeitraubende Methoden. Die Tiefenpsychologie kann durch die Integration des Wissens und der Methoden des Geistigen Heilens wichtige neue Impulse erhalten. Nochmals sei betont, dass nach Aussage der Heilerinnen Seelenverluste schon nach kleinen Traumen, wie ein sekundenlanges Untertauchen unter Wasser mit Ertrinkungsangst, plötzlicher Sturz nach hinten usw., auftreten können, noch häufiger jedoch durch grosse Traumen, wie schwere Operationen, Geburten, Abtreibungen und insbesondere Unfälle. Angesichts der vielen Patienten, die nach vergleichsweise nicht allzu schweren Unfällen plötzlich in ihrer Gesundheits-Biographie einen Knick erleiden, erscheint die Erforschung dieser Zusammenhänge dringend nötig, auch um die Kosten von Therapie und Arbeitsunfähigkeit in Grenzen zu halten. Der Versicherungsaspekt ist nur das eine. Mindestens ebenso wichtig sind die therapeutischen Konsequenzen und hier sind die Erfahrungen mit Spirituellem Heilen überaus ermutigend. Interessant ist, dass die Theorie des Seelenverlustes beziehungsweise der Dissoziation auch nach körperlichen Traumen von den Schamanen fast rund um die Welt über Jahrtausende vertreten und die entsprechenden Therapien durchgeführt wurden. Eine anschauliche Darstellung findet sich im Buch «Auf der Suche nach der verlorenen Seele» von Sandra Ingermann.

Viele Menschen wünschen sich auf dem spirituellen Weg und beim Spirituellen Heilen besondere Erlebnisse. Sie sind auf der Suche nach dem Göttlichen, dem Numinosen, dem Geheimnisvollen. Vermutlich tragen wir alle ein inneres Wissen in uns, dass ausserordentliche Erscheinungen möglich sind, wie sie Moses mit dem brennenden Dornbusch, aber auch die Jünger Jesu auf dem Berge erfahren haben. Tatsächlich haben manche Menschen beim Heilen Lichterscheinungen, insbesondere von Gold oder von Blau; aber auch andere Farben wie Grün, Rosa und Violett kommen vor. Andere fühlen sehr konkret, wie sie von etwas berührt oder an der Hand gehalten werden oder sie sehen engelähnliche Gestalten. Das können für die betroffenen Menschen wunderbare Geschenke sein. Vermutlich sollten wir aber nicht nach solchen Erfahrungen suchen, weil die Gefahr besteht, dass diese Wünsche uns vom Wesentlichen ablenken und wir Spiritualität mit Ekstase gleichsetzen. Spiritualität ist über weite Strecken etwas ganz Alltägliches, ein tägliches Arbeiten und Üben an unserer Einstellung. Auch Psychotherapie kann uns zu solchem alltäglichem Nachdenken und Üben verhelfen. Zwischen moderner, einsichtsvermittelnder Psychotherapie und den Aussagen von Jesus in den Evangelien oder den Lehren, die von Buddha übermittelt sind, können mannigfache Verbindungen hergestellt werden.

Jesus sagte zum Beispiel: «Liebet eure Feinde». Dies ist sicherlich einer der zentralsten Sätze aller von Jesus überlieferten Aussprüche. Man kann diesen Ratschlag als moralisches Gebot verstehen, das uns drückt und Schuldgefühle macht, weil wir ihm nur selten zu entsprechen vermögen. Vermutlich war das nicht die Absicht von Jesus. Vermutlich wollte er uns mit diesem Ausspruch kosmische Gesetze und Zusammenhänge klarmachen. Von Sigmund Freud, dem Vater der Psychoanalyse, wurde der Begriff der seelischen Projektion geprägt. Gemeint ist damit, dass wir sogenannt negative Aspekte unserer eigenen Psyche schneller in anderen Menschen sehen als in uns selbst. Insbesondere in Menschen, von denen wir uns verletzt fühlen, die wir als unsere Gegner empfinden oder gar als unsere Feinde, sehen wir solche negative Eigenschaften, die wir selbst mit uns tragen, mit denen wir aber nicht richtig umgehen können. Wenn es uns gelingt zu erkennen, dass die Eigenschaften, die wir an unseren Feinden so sehr hassen und ablehnen, ein wesentlicher Teil unseres eigenen Selbst sind, kann der Prozess des Bewusstwerdens und Umdenkens beginnen. Wenn es uns gelingt, die grosse Chance wahrzunehmen, die uns unsere sogenannten Feinde auf unserem Erkenntnisweg bieten, wird der Ratschlag «Liebet eure Feinde» mindestens in Ansätzen möglich. Es ist dann nicht mehr ein lästiges und mit Schuldgefühlen behaftetes Gebot, sondern eine einmalige Chance inneren Wachstums. Solange wir einen sogenannten Feind bekämpfen, abwehren und ablehnen, wird uns das Wesentliche seiner Eigenschaften verborgen bleiben. Weil wir an uns selbst diese Eigenschaft nicht wahrhaben wollen, bekämpfen wir sie auch in unserem Gegenüber. Umso penetranter werden uns immer wieder Menschen begegnen, die gerade diese Eigenschaft in besonderem Masse verkörpern und deshalb logischerweise in uns Ablehnung oder gar Hass provozieren. Nur wenn wir die Zusammenhänge zu erkennen beginnen und versuchen, uns liebevoll in das Wesen des sogenannten Gegners einzufühlen, wird uns die abgelehnte oder gehasste Eigenschaft in uns selbst bewusst und kann sich zu verändern beginnen. Wir sollen unsere Feinde lieben, weil sie besser als irgend jemand oder irgend etwas sonst uns einen Spiegel vorhalten können, in dem wir uns erkennen. Jeder Mensch, Freund, und noch viel mehr Feind, begegnet uns zu unserer Heilung, indem er uns die Chance gibt, uns wie in einem Spiegel zu erkennen. Ob wir die Chance ergreifen, ist alleine unsere Sache. Oft hindern uns unser Selbstmitleid und unsere Wehleidigkeit daran. Wir sehen uns ungerecht behandelt, verfolgt, abgelehnt, nicht geliebt und jammern darüber innerlich oder äusserlich. So verpassen wir die besten Chancen, unser Leben und unsere Begegnungen als Erkenntnis- und Reifungsprozess zu nützen. Dass ein solcher Prozess der tiefgreifenden und nachhaltigen Versöhnung uns nicht nur mehr Wohlbefinden, sondern ganz konkret auch mehr körperliche und seelische Gesundheit bringt, wird im nächsten Kapitel weiter ausgeführt. In vielen Märchen gewinnt der Held einen Schatz oder eine Braut, wenn es ihm gelingt, den Feind zu überwinden. Es ist jedoch nicht der äussere Feind, sondern der innere Feind, das Abgelehnte in uns, das wir annehmen, erkennen und lieben sollen, damit es sich als Schatz, als innerer Reichtum uns zur Verfügung stellen kann. Die Ermahnung, seine Feinde zu lieben, macht uns deshalb auf einen universellen, man könnte sagen, kosmischen Zusammenhang aufmerksam. Damit wird deutlich, dass einsichtsvermittelnde Psychotherapie und Spiritualität als Lebenshilfe im Alltag sehr viel miteinander zu tun haben.

Ein weiterer zentraler Satz von Jesus lautet: «Richtet nicht, damit ihr nicht gerichtet werdet.» Dieser Satz wird oft so verstanden und ausgelegt, dass ein strafender Gott uns schliesslich richten werde, wenn wir nicht als gehorsame Kinder seine uns zum Teil unverständlichen Gebote erfüllen. Im Deutschen und insbesondere auch im Schweizerdeutschen spricht man oft vom «lieben Gott» und die Erkenntnis verbreitet sich, dass der liebe Gott eben ein liebendes Wesen ist, so sehr und so allumfassend liebend, dass Strafe darin keinen Platz hat. Wenn wir richten und urteilen, nähren wir zwar unser Ego und unsere Überheblichkeit, für unser seelisch-geistiges Wachstum gewinnen wir gar nichts. Im Gegenteil, wir verurteilen und richten in unserem Mitmenschen dasjenige, was wir in uns selbst nicht erkennen können oder wollen, und wir richten und verurteilen uns damit selbst. Fast jede ernsthafte spirituelle und esoterische Tradition enthält deshalb den Rat, nicht zu urteilen und insbesondere nicht zu verurteilen: «Segne, was dir nicht entspricht, und gehe ruhig deinen Weg weiter. Gib keine Kraft in etwas, das du als negativ empfindest, indem du es bekämpfst.» Hier eröffnet sich eine weitere Erkenntnis einer kosmischen Psychologie. Wir stärken das, was wir bekämpfen. Die extremistischen Israeli stärken die extremistischen Palästinenser und umgekehrt. Mit vereinten Kräften gelingt es ihnen so, das gemeinsame Heiligtum zu einem Platz des Hasses und Objekt des Krieges zu machen. Deshalb der weise Ratschlag: «Setze dich für etwas ein, das du als gut erkannt hast, aber bekämpfe nie das Schlechte, du machst es nur stärker.»

Viele Menschen stossen sich daran, dass Jesus getötet wurde, wie später Ghandi oder Martin Luther King, die so sehr den Menschen Frieden und Freiheit bringen wollten. Sie verkennen dabei, dass die sogenannten Feinde die Sache oder die Bewegung stärken und ihr zum Durchbruch verhelfen, wenn sie sie bekämpfen. Das hat schon Jesus seinen Anhängern, die nach Emmaus wanderten, ganz klar aufgezeigt. Nur wir selbst können eine Sache oder eine Bewegung behindern, wenn wir glauben, unsere sogenannten Feinde bekämpfen zu müssen. Andererseits, wenn wir uns für eine von uns als gut erkannte Sache einsetzen und die Gegner nicht bekämpfen, werden wir fast notgedrungen angegriffen werden. Diese Angriffe dienen dazu, die gute Sache voranzubringen, sofern wir uns richtig verhalten, das heisst mit Nicht-Angreifen, Segnen und mit Selbsterkenntnis.

Was hat das alles mit Spiritualität in der Medizin, in der Schulmedizin zu tun? Im nächsten Kapitel wird ausgeführt, dass innere und äussere Versöhnung, Glaube und praktizierte Religiosität durch die Forschung als die stärksten Schutzfaktoren gegen Krankheiten aller Art identifiziert wurden. Es ist höchst erstaunlich, wie viel die heutige medizinische Prävention für Aufklärungskampagnen aller Art aufwendet, obwohl längst klar geworden ist, dass der Mensch sein Verhalten aufgrund blosser Information nicht ändert. Die Medizin muss den Menschen noch etwas anderes mitgeben, wenn sie erreichen will, dass sie gesund werden und gesund bleiben. Tatsächlich ist, wie Eugene Taylor weiter vorn zitiert wurde, die Einführung einer spirituellen Psychologie in die

Medizin eine der grossen Hoffnungen für die Zukunft. «Die Menschen müssen sich wieder spüren können im Herzen, dann spüren sie auch Gott. Man muss ihnen nicht von Gott erzählen; wenn sie ihn spüren, finden sie den Weg von selbst, dann erst kann die Therapie wieder greifen», sagt die Heilerin Graziella Schmidt. Und Jochem Hoyer, der den grossen Schritt vom Chirurgen zum Geistheiler gemacht hat, sagt: «Viele Menschen sind zu uns in die Chirurgie gekommen und wir haben ihnen die Gallenblase, ein Stück Magen, Lunge oder Darm weggenommen. Aber wir haben sie mit ihren Problemen, die sie krank gemacht haben, wieder entlassen und sie sind wieder gekommen und wir haben ihnen ein weiteres krankes Stück weggenommen und sie erneut samt ihren Problemen gehen lassen».

In einem Interview mit der Weltwoche im Frühjahr 2000 hat einer meiner früheren Lehrer, der emeritierte Anatomie-Professor Ewald Weibel, Mitinitiant des Projektes «Neuorientierung in der Medizin», sich ungefähr so geäussert: «Den Ausdruck 'Ganzheitliche Medizin' mag ich schon gar nicht mehr hören. Was soll ganzheitlicher sein, wenn ich einem Patienten Akupunkturnadeln setze, als wenn ich irgendeine schulmedizinische Therapie anwende?» Er hat wahrscheinlich für viele Kollegen gesprochen und er hat nicht ganz Unrecht. Auch jegliche Komplementärmedizin kann man sogenannt reduktionistisch anwenden. Und Schulmedizin kann man ganzheitlich anwenden. Ganzheitlich würde nach dieser Auffassung bedeuten, den Menschen als verstehendes und fühlendes Wesen zu sehen, das auch umfassend, nämlich mit Herz und Verstand, dem Verstehen zugänglich ist und dessen Aufgabe es insbesondere ist, sich selber zu fühlen und zu verstehen und dadurch geistig zu wachsen. Aus diesem Fühlen und Verstehen erfolgt alles andere, wie die Einsicht, dass die meisten Erkrankungen und Todesfälle aus dem Geistig-Seelischen, aus dem Charakter entstehen und dass die Krankheiten nicht zuletzt auch wieder auf unsere charakterliche Reifung zurückwirken sollen. Hier beginnt die Mind/Body-Medicine, beziehungsweise neuerdings die Mind/

Body/Spirit-Medicine, wie sie eben durch die universitären Institutsgründungen an amerikanischen Spitälern in die klassische Medizin Einzug zu halten beginnt. Das Besondere dabei ist die sogenannte «grass root revolution», die Graswurzel-Revolution, wie die Amerikaner es nennen. Die Bewegung kommt von unten, von den Empfängern medizinischer Leistungen. Die Menschen haben genug davon, als mechanisches Zufallsprodukt der Evolution behandelt zu werden, wenn sie sich ihres fühlenden und verstehenden Wesens inne werden. «Das erste Mal in der Geschichte der westlichen Medizin können wir eine solche von den Konsumenten bestimmte Bewegung feststellen», wird Dr. Woodson Merrell, Executive Director des Zentrums für Gesundheit und Heilung (Center for Health and Healing) des Beth Israel Hospitals in New York City zitiert. Diese von unten bestimmte Bewegung ist eine Bewegung, die unserer Gesundheit und der Medizin insgesamt gut tut.

2. Spiritualität schützt die Gesundheit

Genau wie Jesus, nur einige Jahrhunderte früher, hat Buddha die Menschen darauf aufmerksam gemacht, dass das Leben unweigerlich intensiv mit Leiden verbunden ist. Vor allem aber hat er darauf hingewiesen, dass das Leiden mit dem Festhalten an unseren Wünschen und Ideen sowie an materiellen Gütern und am Leben überhaupt zu tun hat. Diese alte Wahrheit beginnt die Medizin wieder zu entdecken und wissenschaftlich nachzuweisen. Der Harvard-Forscher Herbert Benson wurde schon im ersten Kapitel als Gründer des ersten Mind-Body-Medical-Institutes in den USA genannt. Viele Jahre fristete Benson eine Existenz als Aussenseiter. Als er in den sechziger Jahren seine Berufslaufbahn begann und sich für die körperlichen Auswirkungen von Stress und für die Einflüsse von Seele und Geist auf den Organismus interessierte, steckte die Medizin noch voll in der mechanistischen Ära. Viele Forscher lehnten auch die einfachen psychosomatischen Zusammenhänge ab, die aus den Erkenntnissen der Psychotherapie hervorgegangen waren. Neue Medizintechnik und neue Medikamente waren fast die alleinigen Hoffnungsträger der damaligen Medizin. Zunächst wies Benson im Tierversuch die Verbindung von Stress und Bluthochdruck nach und als dann die Psychophysiologie begann, diese Zusammenhänge zwischen Stress und Erkrankung in schliesslich Hunderten von Studien nachzuweisen, war Benson wieder einen Schritt weitergegangen. Er konnte nachweisen, dass Meditation eine Entspannungsreaktion bewirkt und dass der Sauerstoffverbrauch ebenso wie die Anzahl der Herzschläge und der Atemzüge sowie der Blutdruck sinken. Benson fand in den Überlieferungen aller grossen Religionen Anweisungen für ein Üben von Meditation, Gebet und ähnlichem, die genau diese Entspannungsreaktion bewirken konnten. Heute ist anerkannt, dass stress- und verhaltensbedingte Krankheiten den grössten Teil unserer medizinischen Leistungen beanspruchen. Benson glaubt, dass bis 90 % aller Arztbesuche letztlich wegen stressbedingter Störungen erfolgen. Und Stress – oder anders formuliert – Leiden ist zum allergrössten Teil durch unser Festhalten an irgendwelchen Inhalten unseres Lebens bedingt, wie uns die Lehren von Buddha und auch von Jesus nochmals in Erinnerung rufen. In dem Sinne können wir sagen, dass wir Menschen hauptsächlich an unserem Charakter erkranken und sterben. Spirituelle Heiler wie beispielsweise Malcolm Southwood formulieren es etwas anders, wenn sie sagen, fast alle Krankheiten würden auf Angst und Schuldgefühle zurückgehen. Andere gehen noch etwas mehr ins Detail und lehren, es gebe insgesamt sieben Gefühle, die uns unsere Lebenskraft und unsere Freude nähmen, nämlich Verzweiflung, Schmerz, Angst, Schuld, Abhängigkeit, Wut und Hass sowie Arroganz oder Trotz. Im Endeffekt kommen die verschiedenen Einteilungssysteme auf das gleiche heraus.

Bisher hat die Medizin es vermieden, dies deutlich genug zu formulieren. Aus diesem Grund versagen die präventiven Bemühungen auf weitesten Strecken, das heisst, ausser wenn wir eine Tablette schlucken können. Wir erkranken, weil wir falsch oder zu viel essen, weil wir falsch oder zu viel arbeiten, weil wir gewisse Wünsche mit aller Hartnäckigkeit verfolgen, obwohl sie uns krank machen, und weil wir uns nicht versöhnen und nicht vergeben können und oft jahrelang Streit, Spannung oder gar Beziehungsabbruch aufrecht erhalten. Forschen wir diesen Einstellungen und Verhaltensweisen in psychologische Tiefen nach, werden wir unschwer erkennen können, dass Malcolm Southwood recht zu geben ist: Meist finden wir an der Basis nicht aufgelöste Ängste und mitgeschleppte Schuldgefühle.

Während heute die Zusammenhänge zwischen Gesundheit und Ernährung, Arbeits- und Familienstress, Bewegungsmangel usw. in der Medizin ziemlich allgemein anerkannt sind, wird die Forschung über die Zusammenhänge zwischen Spiritualität, Religion und Vergebung und Versöhnung noch wenig zur Kenntnis genommen, obwohl inzwischen Hunderte von Studien und Dutzende von Übersichtsarbeiten vorliegen, die diesen Zusammenhang belegen. Die Theologin und Sensitive Caroline Myss, auf die im Kapitel über Sensitivität noch näher eingegangen wird, sagt als Scherz, eigentlich sei das Vergeben ein sehr egoistischer Akt, weil er niemandem so wohl tue, wie denjenigen selbst, die Versöhnung und Vergebung praktizierten. Tatsächlich sind die gesundheitlichen Schutzfaktoren von Spiritualität, Dankbarkeit, Demut und insbesondere von Versöhnung und Vergebung stärker wirksam als gesunde Ernährung und Nichtrauchen.

Angesteckt von den Ideen von Marx, Darwin, Nietzsche und Freud haben Forscher lange Zeit behauptet, der Mensch sei von Natur aus egoistisch und aggressiv, im Grunde genommen nur am eigenen Vorteil und am eigenen Überleben interessiert; und Religion sei Opium fürs Volk, Ausdruck von Lebensuntüchtigkeit, Schwäche und Weltflucht. Die sogenannten Tugenden bildeten nach diesen Theorien nur einen oberflächlichen Film, der durch einen harten Erziehungsprozess zustande gekommen sei, beruhend auf der Anwendung von Angsterzeugung und Unterdrückung. Entwicklungspsychologen wie Kohlberg, Mussen und Eisenberg haben zwar schon lange darauf hingewiesen, dass wir Menschen ein mindestens ebenso ursprüngliches Bedürfnis haben, gut, fair, loyal und altruistisch zu sein. In die Medizin haben diese Erkenntnisse aber kaum Eingang gefunden. Fairness, Altruismus oder, anders gesagt, bedingungslose Liebe geben unserem Leben Sinn wie kaum etwas anderes, und Lebenssinn ist es, der uns gesund und am Leben erhält. Die Medizin wird dann aus ihrer Krise herausfinden, wenn sie die Sinnfrage und damit die Frage nach der bedingungslosen Liebe sowohl in der Forschung wie in der täglichen Praxis ganz zuoberst auf die Prioritätenliste platziert. Damit wird das Zusammengehen von Medizin und Religion fast unausweichlich.

Als der Psychologe und Entwicklungsforscher Robert Enright 1985 an der Universität Wisconsin mit der sogenannten Vergebungs- und Versöhnungsforschung begann, wurde er von seinen Mitprofessoren geschnitten und man warnte die Studenten vor ihm. Er beschäftigte sich vorher mit der Moral von Heranwachsenden und realisierte, dass diese wichtigen Phänomene wie Altruismus, Dankbarkeit, Demut und Vergebung von der Psychologie seit ungefähr hundert Jahren sorgfältigst gemieden wurden. Inzwischen hat Enright an der Universität sein eigenes «International Forgiveness Institute» und das Thema Vergebung und Versöhnung liegt gross im Trend. Plötzlich ist es nicht nur für Psychologen, sondern auch für Mediziner, Theologen und Anthropologen interessant geworden. Der Milliardär Sir John Templeton, der selber ein Buch über Spiritualität im Alltag geschrieben hat, gründete die Templeton Foundation für Versöhnungsforschung, die schon zahlreiche Studien und etwa ein Dutzend Bücher zum Thema herausgegeben hat. Viele Fragebogen und Erhebungsinstrumente zum Stand und Prozess der Versöhnung wurden inzwischen entwickelt. Das «National Institute for Healthcare Research» hat ein Handbuch für «Religion und Spiritualität in der klinischen Praxis» sowie Anleitungen für gute Forschungsmethodik herausgegeben. Viele Forscher wollen allerdings Versöhnung wie irgendein anderes psychologisches Konstrukt behandeln und selber nicht in Verbindung mit Religion gebracht werden. Das Tabu wankt, ist aber noch nicht überwunden. Die akademische Welt tut sich schwer, den grossen Hunger immer weiterer Bevölkerungskreise nach Spiritualität, nach Sinn, nach Versöhnung und nach Dankbarkeit zur Kenntnis zu nehmen. Man glaubt, das ganze sei ein esoterischer Modetrend. Auch die Medien haben das Thema Versöhnung noch kaum entdeckt, abgesehen von ein paar Wiedersehens- und Versöhnungsshows im Fernsehen. Sonst aber wird viel mehr von Rache und der Forderung nach Gerechtigkeit berichtet. Wenn Angehörige von Verbrechensopfern Rache fordern und gegen Begnadigungen protestieren, kommt das Thema Versöhnung kaum zur Sprache. Es dürfte aber nur noch begrenzte Zeit verstreichen, bis auch Autoren und Journalistinnen zum Beispiel auf Buddha, Jesus, Gandhi, Nelson Mandela und deren vitale Botschaften der Versöhnung hinweisen dürfen, ohne als Esoteriker oder religiöse Fanatiker zu gelten.

Harold G. Koenig, Psychiater und Direktor des «Center for the Study of Religion/Spirituality and Health» am «Duke University Medical Center» ist einer der Forscherpioniere, der über die Zusammenhänge von Religion/Spiritualität und Gesundheit über 150 Fachartikel und etwa ein Dutzend Bücher geschrieben hat, unter anderem für die schon genannte Templeton Stiftung. Er hat ungefähr 1200 empirische Untersuchungen zum Zusammenhang von Religion und Gesundheit verarbeitet. Auch er musste Mitte der achtziger Jahre mit seinem damals randständigen Forschungsthema noch sehr um seine Anerkennung kämpfen. Während am Mind/Body-Institute an Harvard und am Deaconess Hospital in Boston die Effekte spiritueller Praktiken wie Meditation untersucht wurden, konzentrierte sich das Institut von Koenig mehr auf die Auswirkungen der traditionellen Religiosität, Fragestellungen, die in den sehr religiösen USA sicherlich leichter zu bearbeiten sind als in Europa und die auch sehr bald breites Interesse sowohl in der Fachwelt wie in der Gesellschaft fanden. Verschiedene der Forschungsarbeiten des «Center for the Study of Religion/Spirituality and Health» sind bahnbrechend und werden stichwortartig genannt: Menschen mit religiöser Praxis haben tiefere Blutdruckwerte und scheinen besser vor Herzkreislauf-Krankheiten geschützt zu sein. Sie brauchen weniger Spitalaufenthalte und scheinen generell weniger Angst und Stress ausgesetzt zu sein und haben insbesondere auch weniger Angst vor dem Tod. Menschen mit einem starken Glauben reagieren auf belastende Lebensereignisse und krankheitsbedingte Spitalaufenthalte weniger häufig mit Depressionen, und wenn sie doch depressiv werden, erholen sie sich schneller. Religiöse Menschen pflegen einen gesünderen Lebensstil und vermeiden gesundheitliche Risiken durch Alkohol, Drogen, Sexualverhalten und ähnliches stärker als weniger religiöse

Menschen. Ältere Menschen mit einem tiefen persönlichen Glauben zeigen eine deutlich stärkere Lebenszufriedenheit und grösseres Wohlbefinden als weniger gläubige. Körperliche Erkrankungen verlaufen bei religiösen Menschen weniger schwer und der nachfolgende Gesundheitszustand ist besser. Menschen mit einer regelmässigen religiösen Praxis haben ein stärkeres Immunsystem, das bei den meisten Krankheiten eine entscheidende Rolle spielt. Insbesondere haben sie signifikant tiefere Blutwerte von Interleukin-6, das bei chronischem Stress erhöht ist und auf ein geschwächtes Immunsystem hinweist, was das Risiko für Infektionen, Autoimmunerkrankungen und manche Krebsarten nachgewiesenermassen erhöht. Religiöse Menschen sind nicht nur generell gesünder, sie leben auch länger, insbesondere infolge von vermindertem Risiko für Herzkreislauf-Krankheiten und Krebs. Der Unterschied in der Lebenserwartung zwischen religiösen und nicht-religiösen Menschen ist etwa gleich gross wie zwischen Nichtrauchern und Rauchern. Dieser Unterschied bleibt sogar bestehen, wenn religiöse Menschen rauchen, wie bei den tabakpflanzenden Baptisten im Süden der USA nachgewiesen wurde. Das Sterberisiko religiöser Menschen hinsichtlich aller Todesursachen ist um ein gutes Drittel tiefer als bei nicht-religiösen Menschen. Diese Zusammenhänge sind inzwischen durch Hunderte von Forschungsarbeiten verschiedenster Zentren und Forschungsteams gesichert und betreffen auch Erholungsdauer und Sterberisiko bei ganz anderen Belastungen wie Hüftprothesen-Operationen oder Chirurgie am offenen Herzen.

Die Forschungsergebnisse sprechen eine deutliche Sprache. Es bleibt uns kein anderer Ausweg als wenigstens mit uns selber Klartext zu reden. Es sind in der überwiegenden Zahl unserer Gesundheitsstörungen nicht irgendwelche zufällige Irrtümer und Fehler in einem maschinellen System unseres Körpers; es ist unser Wesen, unsere Einstellung, unsere Empfindlichkeit, unsere Vertrauens- und Versöhnungsbereitschaft oder eben unser Charakter, der zu einem wesentlichen Teil über unsere Gesundheit und Krankheit entscheidet. Wir müssen erkennen, dass meistens nicht die Situationen auswegslos sind, sondern wir. Wir sind auswegslos aus Sturheit, Überheblichkeit, Ängstlichkeit, Sicherheitsstreben, Machtstreben, Arroganz, Unversöhnlichkeit, Hass auf der Grundlage von – nochmals sei es betont – Angst und Schuldgefühlen. Die Schulmedizin geht von der Annahme aus, dass die meisten Erkrankungen mit irgendeinem chemischen Fehler in unserem Organismus zu tun haben, und verpasst damit die Ganzheitlichkeit der Betrachtung. Allerdings basieren auch manche CAM-Methoden auf einem ähnlichen Reduktionismus, der die spirituelle Dimension unseres Daseins verkennt. Andererseits gibt es in der Praxis viele Schulmedizinerinnen, die sich durchaus eine umfassende Sichtweise mit Integration der spirituellen Aspekte erworben haben. Die Psychotherapie nimmt eine Zwischenstellung ein. Zumeist versucht sie, dem Menschen zu helfen, über sich selbst nachzudenken und seine Einstellung und sein Verhalten zu ändern. Oft werden allerdings die Tabus und Verleugnungen der mechanistischen und materialistischen Schulmedizin teilweise mitgeschleppt. Gewisse Richtungen in der Psychiatrie sind sehr dem körperlichen und dem medikamentenorientierten Zugang verpflichtet und agieren im gleichen Sinn wie die übrige Schulmedizin. Chronifizierungen und chronische Medikamentenabhängigkeit sind dadurch häufig. Leider haben sich auch die Kirchen diesem materialistischen und verleugnenden Megatrend angeschlossen. Ihre Befreiungs- und Gesundungskraft scheint deshalb bei uns doch recht beschränkt; sie setzen sich wenig mit den emotionalen Grundlagen unseres Verhaltens und unserer Einstellung auseinander. Damit sind sie auch nicht in der Lage, den Menschen konkrete Umsetzungshilfen ihrer an sich spirituellen Botschaft zu vermitteln. Immer mehr Menschen beginnen jedoch diese verhängnisvolle Spirale zu erkennen, sowohl diejenigen, die Gesundheitshilfen anbieten, wie diejenigen, die solche suchen. Dies dürfte einer der wesentlichen Gründe für die sich ausbreitende spirituelle und esoterische Suche sein. Immer wieder wird auf die Gefahren dieser Suche wegen Sektenbildung, Abhängigkeit und ähnlichem aufmerksam gemacht. Tatsächlich gibt es immer wieder einzelne Beispiele mit negativem Ausgang, die sich für Schlagzeilen eignen. Insgesamt dürfte aber der spirituelle Aufbruch, der im letzten Viertel des vergangenen Jahrhunderts richtig eingesetzt hat und sich in diesem Jahrhundert machtvoll fortsetzt, eine der grössten Erfolgsbewegungen in der Geschichte der modernen Medizin beziehungsweise in der Gesundheitsprävention werden. Das Gefahren- und Nebenwirkungspotenzial ist, verglichen mit der heutigen Medizin, um Zehnerpotenzen kleiner; der Erfolg hingegen, wie Benson, Koenig und andere nachweisen, tiefgreifend und nachhaltig.

Deshalb brauchen wir die moderne Medizin allerdings nicht zu verteufeln; sie hat uns viel gebracht, nicht nur in der Akutmedizin, sondern auch an Erkenntnis über uns selbst. Gerade dadurch, dass sie an ihre Grenzen stösst, hilft sie uns weiter. Deshalb wäre es auch unklug, wissenschaftliche Forschung zu verbieten; wir lernen eben nur durch Erfahrung und werden hauptsächlich durch Schaden klug. Das weitere Fortschreiten der Forschung zu verhindern, ist undenkbar. Sicherlich sollen gewisse Vorsichtsmassnahmen eingehalten und Auswüchse, die ein kollektives Schädigungspotenzial in sich tragen, soweit wie möglich verhindert werden. Insgesamt aber werden vor allem schmerzhafte Ereignisse, seien es vom Menschen verursachte Naturkatastrophen, seien es Ereignisse wie Tschernobyl, uns weiterhelfen in unserem seelischen beziehungsweise charakterlichen Wachstum und in unserer Einsicht in die grossen Zusammenhänge. Diese Entwicklungen bringen uns, wie das Beispiel Tschernobyl zeigt, zwar sehr viel Leiden. Welchen anderen Weg aber können wir gehen, um zu erkennen, dass unser Leben immer besonders mit Leiden verbunden sein wird, solange wir einzeln oder kollektiv materielle Ziele in den Vordergrund stellen anstatt uns in erster Linie um unsere Versöhnung zu kümmern? Das Reich der Himmel, wie Jesus die Versöhnung und die bedingungslose Liebe auch umschrieb, bleibt uns verschlossen, wenn wir uns zu sehr an materielle Dinge binden.

Das Leiden kann uns helfen umzudenken. Umdenken ist ein zentraler Vorgang, den uns Jesus immer wieder angeraten hat: «metanoiete», «denket um», «ändert eure Einstellung», «erwerbt euch eine neue Sichtweise». Wir könnten dieses Umdenken auf unseren sogenannten Gerechtigkeitssinn anwenden beziehungsweise eben auf unsere Versöhnungsbereitschaft und damit unserer Gesundheit und derjenigen anderer Menschen einen grossen Dienst erweisen. Damit soll keineswegs gesagt sein, Versöhnung sei eine einfache Sache. Versöhnung ist in manchen Fällen Schwerstarbeit, vergleichbar mit der Vorbereitung eines Spitzensportlers auf eine Weltmeisterschaft. Tagtäglich stundenlanges Trainieren ist dann notwendig. Es geht keinesfalls darum, die Gefühle zu verdrängen und sich abzulenken, wie wir das mit den modernen Ablenkungsmitteln und mit vielen Psychopharmaka wie Antidepressiva und Tranquilizern machen. Bei der Versöhnung geht es darum, sich erstens der Gefühle des Verletztseins, der Angst und der Schuld bewusst zu werden. Solange wir diese Gefühle nicht wiedererleben, werden sie in unserem Organismus stecken, unseren Energiefluss beeinträchtigen und uns krank machen. Wenn wir diese tiefliegenden Traumen wiedererleben und dem Schmerz nicht ausweichen, können Trauer, Verlust, Wut und Hass aufgegeben werden. Manchmal geht es ganz leicht, manchmal ist es ein wochen- oder monate-, manchmal jahrelanger Prozess. Denken wir aber an den Spitzensportler: Er muss sich auch über Jahre tagtäglich aufbauen und darf nicht locker lassen, wenn er Erfolg haben will.

Die obigen Erkenntnisse werden heute in tausendfachen Variationen aus ebensovielen verschiedenen Quellen jedem Menschen mit offenen Ohren verkündet. Manche würden nicht bestätigen, dass Vergebung Schwerarbeit ist. Der hawaiische Psychologe und spirituelle Lehrer Chuck Spezzano sagt: «Vergebung ist nichts, das du selber tust, sondern etwas, das durch dich getan wird; Vergebungsbereitschaft verändert deine Wahrnehmung»; und weiter: «Jedes Verhalten, das nicht Liebe zum Ausdruck bringt, ist ein Schrei nach Liebe; zwischenmenschliche Liebe vermag alles zu heilen.»

Neil Douglas-Klotz, Experte für die aramäische Sprache, die Sprache, in der Jesus gesprochen hat, führt in seinem Büchlein über das Vaterunser aus, dass das Aramäische für jedes Wort mehrere wörtliche Übersetzungen hat und dass ausserdem immer noch eine gleichnishafte sowie eine mystische Bedeutung hinzukommen. Demnach kann das Vaterunser auch ganz anders übersetzt werden. Der Vers: «Vergib uns unsere Schuld, wie auch wir vergeben unseren Schuldigern», wird von Neil Douglas-Klotz übersetzt: «Löse die Stränge der Fehler, die uns binden, wie wir loslassen, was uns bindet an die Schuld anderer.» Und der Vers aus der Lutherbibel: «Führe uns nicht in Versuchung, sondern erlöse uns von dem Bösen», wird übersetzt: «Lass oberflächliche Dinge uns nicht irreführen, sondern befreie uns von dem, was uns zurückhält. Brich die Macht der Unreife, den inneren Stillstand, der gute Früchte verhindert. Lass uns weder vom Äusseren noch vom Inneren getäuscht sein, befreie uns, so dass wir Deinen Weg mit Freude gehen können.» Damit finden wir auch hier die zentralen Aussagen des Loslassens von äusseren und inneren Verhaftungen, wie Jesus dies auch anderenorts ausspricht und wie es von Buddha überliefert ist.

Besonders schön hat auch Franziskus von Assisi diese zentrale und gesundheitlich relevante Aussage in seinem berühmten Gebet formuliert:

Herr, mache mich zum Werkzeug Deines Friedens,
dass ich bei Hass Liebe bringe,
bei Verletzungen Versöhnung,
bei Zwist Einigkeit und
bei Streit Frieden,
bei Verzweiflung Hoffnung,
bei Trauer Trost,
bei Kummer Freude und
bei Dunkelheit Licht.

Herr, hilf mir, dass ich eher wünsche
zu verstehen als verstanden zu werden,
zu trösten als getröstet zu werden,
zu lieben als geliebt zu werden.

Denn wer gibt, der empfängt,
wer verzeiht, dem wird verziehen,
wer sein Leben hingibt, erwacht zum ewigen Leben. Amen.

Wenn es gelingt, den Groll allmählich loszulassen, folgt als dritter Schritt, denjenigen, von denen wir meinen, Unrecht oder Verletzungen erlitten zu haben, gute Gefühle wie Verständnis, Sympathie, Herzlichkeit und Liebe entgegenzubringen. Hilfreich kann das Üben mit Vorstellungsbildern sein. Eine abgewandelte buddhistische Meditation geht zum Beispiel so: Man stellt sich einen Menschen, den man sehr liebt und dem man vertraut, vor, wie er langsam auf einen zukommt. Man spürt die Freude im Herzen und das Lachen auf dem Gesicht. Dann ersetzt man diesen Menschen in der Vorstellung durch den vermeintlichen Feind, ohne dabei die Wärme und Liebe im Herzen und das Lachen im Gesicht zu verlieren und ohne die geöffneten Arme zu verschliessen. Man lässt diesen vorher gehassten Menschen so nahe kommen, wie die Schmerzen, die sich in Brust und Bauch vielleicht trotzdem einstellen, erträglich sind. Wird die Übung genügend lange und genügend regelmässig wiederholt, wird eines Tages die Liebe im Herzen und das Lachen im Gesicht bleiben, auch wenn der sogenannte frühere Feind ganz nahe kommt.

Interessant ist, wie Neil Douglas-Klotz den Satz von Jesus: «Liebet eure Feinde», mit dem wir uns im ersten Kapitel ausführlich beschäftigt haben, übersetzt:

Von einem verborgenen Platz aus
vereinige dich innerlich mit deinen Feinden,
fülle die innere Leere, durch die sie äusserlich

aufgebläht und aus dem Rhythmus gekommen sind:
Anstatt flüssig Schritt für Schritt vorwärtszuschreiten,
setzen sie in der Bewegung ruckhaft an
und brechen sie ruckhaft ab –
ohne in Übereinstimmung mit dir zu sein.

Bringe dich selbst zurück zu deinem inneren Rhythmus.
Finde die Bewegung, die mit der ihren übereinstimmt,
so wie zwei Liebende Leben aus dem Staub erschaffen.
Tu diese Arbeit im Geheimen, so dass sie es nicht merken.
Diese Liebe ist schöpferisch, sie rührt keine Emotionen auf.

Der erste Satz des zweiten Abschnittes bringt eine zentrale Botschaft, die wir überall antreffen: «Bringe dich selbst zurück zu deinem inneren Rhythmus.» Anders gesagt heisst das: Die Versöhnung beginnt bei dir selber und mit dir selbst. Es gibt wenige spirituelle Lehren, die diese Botschaft nicht als zentrales Element vermitteln. Lass deine Schuldgefühle, lass alle Ängste los, versöhne dich mit deinem Leben und mit allen deinen Handlungen, bringe dir Selbstrespekt und Liebe entgegen, habe Geduld mit dir. Liebe dich selbst wie deinen Nächsten und deinen Nächsten wie dich selbst. Das erst ergibt die Grundlage, um andere zu lieben.

Es gibt heute viele spirituelle Bücher in den Esoterik-Abteilungen der Buchhandlungen, die uns genau diesen Prozess mit verschiedensten Meditationen und Anleitungen immer wieder nahebringen und uns helfen, unser Selbstmitleid abzulegen. Genannt seien nur einige, wie die Schriften der englischen Heilergemeinschaft White Eagle, die Bücher des genannten hawaiischen Psychologen Chuck Spezzano, insbesondere das Hauptwerk: «Wenn es verletzt, ist es keine Liebe», oder das gechannelte Buch der amerikanischen Psychologie-Professorin Helen Schucman: «Ein Kurs in Wundern».

Kommen wir zurück zu den Ratschlägen von Jesus. Es mag langsam einsichtig werden, dass er mit seinem Ratschlag zur Feindesliebe uns kein moralisches Gebot auferlegen oder uns gar Schuldgefühle machen wollte. Es ging ihm offenbar einzig und allein um unser inneres Himmelreich und darum, wie wir etwas für unsere Gesundheit und unser Wohlergehen tun können, wenn wir umdenken.

3. Spiritualität und Sensitivität

Im Kanton Baselland spricht man noch heute vom legendären Naturheiler, Bauern und Politiker Peter Rickenbacher aus Zeglingen, kurz «Zegliger Peter» genannt, der um die vorletzte Jahrhundertwende lebte. Huldrich M. Koelbing, früherer Lehrstuhlinhaber für Medizingeschichte in Zürich, berichtet, man habe den von der Ärzteschaft heftig angegriffenen Zegliger Peter einmal mit einer Flasche Kuhharn täuschen und überführen wollen. Sein Befund habe gelautet, dem Patienten fehle nichts – abgesehen davon, dass er ein Rindvieh sei. Dieser Bericht weist darauf hin, dass Peter Rickenbacher hellsichtig und hellfühlend oder mit anderen Worten sensitiv war, wie ein grosser Teil der Naturheiler und auch der früheren Ärzte, wie zum Beispiel der berühmte mittelalterliche Arzt Avicenna und sein etwa vierhundert Jahre später in der Schweiz geborenener Kollege Paracelsus. Das Beispiel des Zegliger Peter illustriert sehr schön die Fähigkeiten der alten, hellsichtigen Ärzte, die nicht nur Uroskopie, das heisst gewöhnliche Harnschau, praktizierten, sondern Uromantie, ein hellsichtiges Betrachten des Harnes, dem sie intuitiv manche Informationen über die Hilfesuchenden entnahmen. Die späteren Ärztegenerationen, die das Phänomen der Sensitivität nicht mehr kannten oder es verleugneten, haben die Harnschau als Unsinn und Scharlatanerie abgetan, sofern sie nicht nur der Beurteilung der Farbe und anderer für jeden wahrnehmbarer Eigenschaften diente. Die Zürcher Psychologin und Psychotherapeutin Annie Berner-Hürbin beschreibt in ihrem spannenden und sorgfältigen Buch «Hippokrates und die Heilenergie», wie diese intuitiven Fähigkeiten schon in Homers «Ilias», dann auch bei Heraklit und insbesondere von den Hippokratikern, aber auch von Sokrates, beschrieben wurden. Die differenzierte Beschreibung der intuitiven Heilkunst bei den Griechen nötigt einem gehörigen Respekt ab. Auf die indischen und chinesischen Überlieferungen gehe ich später noch ein. Man kann sagen, dass die intuitive Heilkunst bei den alten Hochkulturen genauso bekannt war wie bei den schamanischen Traditionen.

Noch in der ersten Hälfte des 19. Jahrhunderts haben viele Ärzte entweder selber ihre sensitive Begabung eingesetzt oder sie haben mit hellsichtigen und hellfühlenden Naturtalenten in Diagnostik und Therapie zusammengearbeitet. Besonders herausragend war der Arzt, Naturwissenschafter und Dichter Justinus Kerner, der über seine hellsichtige Patientin Friederike Hauffe unter dem Titel «Die Seherin von Prevorst» eine der bekanntesten Biographien beziehungsweise Pathographien, das heisst Krankengeschichten, des 19. Jahrhunderts geschrieben hat. Das Buch erschien 1829 und löste heftigste Diskussionen aus zwischen den damals modernen Vertretern des Materialismus und den Vertretern der Romantik, die den Menschen auch als geistiges Wesen auffassten. Die Leute würden sich das Buch förmlich aus den Händen reissen, schrieb ein Zeitgenosse aus Berlin. Kerner war durchaus der modernen Wissenschaft zugetan und ein sorgfältiger Beobachter, der als erster die damals noch unbekannte Vergiftung mit dem von Bakterien stammenden Botulismusgift beschrieb. Sorgfältig ging Kerner auch an die Beobachtung der Symptome und Begabungen der Friederike Hauffe heran und wagte durchaus auch Experimente zu machen. Ein Bericht entstand, der heute in vielerlei Hinsicht modern anmutet und auf jeden Fall sehr spannend und lesenswert ist. Friederike Hauffe war in einem sehr umfassenden Sinne sensitiv; sie konnte zukünftige und entfernt stattfindende Ereignisse genau beschreiben. Sie vermochte oft Menschen wahrzunehmen, die zu ihr kamen, wenn sie noch kilometerweit entfernt waren. Sie konnte dabei nicht nur ihr Aussehen genau beschreiben, sondern oft auch ihre Absichten, Wünsche und Krankheiten benennen und teilweise bereits die Heilmittel für die bei diesen Menschen festgestellten Leiden. Daneben hatte sie eine hohe Empfindlichkeit für Metalle und Mineralien, auf die sie in der Regel stark mit Verbesserung oder Verschlechterung ihres Zustandes reagierte. Unter dem Einfluss von Quarzsand wurde ihre Muskulatur steif und rigide. So konnte sie, nachdem sie eine gewisse Zeit auf einem Sandhaufen gesessen hatte, nicht mehr aus eigener Kraft davon weg, weil alles an ihr steif geworden war. Daneben verkehrte sie mit Verstorbenen und anderen Geistwesen, die sie mit ihren geistigen Augen wahrnehmen konnte, wie im zehnten Kapitel noch ausgeführt werden soll.

Andere bekannte zeitgenössische Kollegen Kerners waren C.G. Carus und G.H. von Schubert, die zwischen moderner, wissenschaftlicher Naturbeobachtung und intuitivem Erkennen keinen Widerspruch sahen.Die indischen Weisheitslehrer haben seit Jahrtausenden gelehrt, die meisten Schüler würden auf ihrem spirituellen Entwicklungsweg sensitive Fähigkeiten entwickeln. Sie haben diese Fähigkeiten nicht hoch bewertet, sondern sie eher als Ablenkung auf dem spirituellen Weg empfunden und die Schüler davor gewarnt, sich mit diesen Begabungen zu sehr abzugeben.

Sensitivität wird definiert als besondere Empfindsamkeit und Offenheit für Gefühle, Gedanken, Botschaften und Zustände von anderen Menschen oder anderen Bewusstseinsebenen. Sensitivität ist in diesem Sinne ein Sammelbegriff für Begabungen, die auch als Intuition, Hellsichtigkeit, Hellhörigkeit, Telepathie, Präkognition und ähnliches bezeichnet werden. Sehr spirituelle Menschen verfügen oft über ein besonderes Mass an Sensitivität und auf einem spirituellen Erkenntnisweg entwickelt sich die Sensitivität, wie gesagt, oft besonders stark. An und für sich hat aber Spiritualität mit Sensitivität direkt nichts zu tun. Jeder Mensch, der über keinerlei besondere Gaben wie Hellsichtigkeit verfügt, kann auf einem intensiven spirituellen Entwicklungsweg sein, auch unabhängig davon, ob er Christ, Atheist oder irgend einer anderen Bekenntnisgruppe zugehörig ist. Allerdings können sensitive Menschen bei entsprechender Offenheit leicht seelisch-geistige Zusammenhänge erkennen, was ihnen auf ihrem eigenen Weg hilft und auch für andere Menschen, die sie beraten, sehr hilfreich sein kann. Sensitive Begabung kann jedoch auch zur Stärkung des eigenen Egos, zur Ausbeutung anderer und zur Anhäufung von materiellem Reichtum missbraucht werden und in dem Sinne sogar von spirituellem Wachstum wegführen. Sensitivität ist eine menschliche Begabung, vergleichbar der Begabung für Musik oder für Sport. Minimale Begabungen hat jeder, grosse Begabungen sind selten. Auch hochbegabte Sensitive sollten sich ausbilden lassen und lernen, mit ihrer Fähigkeit richtig und nutzbringend umzugehen.

Die am ehesten akzeptierte sensitive Fähigkeit ist die Intuition, das innere Gefühl, die innere Gewissheit, zum Beispiel bezüglich einer anstehenden Entscheidung, die das rationale Abwägen oft ergänzt oder manchmal auch ersetzt. Ebenfalls noch teilweise akzeptiert ist das sich Einfühlen in andere. Schwieriger wird es mit der Akzeptanz, wenn man das Gegenüber, in das man sich einfühlen soll, nicht sieht und trotzdem Schmerzen oder Bruchstücke seiner Lebensgeschichte erfühlt. Manche begabte Kliniker arbeiten, oft ohne es zu wissen, mit diesem Hellfühlen. Der Nachweis, dass solchermassen begabte und geschulte Ärzte billiger diagnostizieren, weil sie die Technik gezielter einsetzen, dürfte sicherlich zu erbringen sein. Sensitivität hat also viele verschiedene Dimensionen, die bei den einzelnen Sensitiven unterschiedlich stark ausgeprägt sind, ähnlich wie sportliche Begabungen sich in einer besonderen Fähigkeit für Leichtathletik, Tennis oder Fussball zeigen können oder musikalische Talente mehr im Singen, Klavierspielen oder im Komponieren.

Gibt es also keine Geisteskranken, sondern nur Sensitive und Propheten? Bei weitem nicht. Nachdem in der materialistischen Ära alle Propheten, Mystiker und Sensitiven als geisteskrank abgestempelt wurden, dürfen jetzt nicht – wie es zuweilen geschieht – alle Geisteskranken als Propheten und Mystiker verkannt werden. Sensitive Begabungen werden nicht nur mit Psychosen verwechselt. Sensitive Veranlagungen können auch zu anderen psychiatrischen Diagnosen führen. Das Mitfühlen geht kontinuierlich in übersinnliches Einfühlen über. Mitgefühl ist für die meisten Menschen eine normale und bekannte Reaktion. Man freut sich mit, wenn andere Anlass zur Freude haben, man ist erschüttert, wenn Nahestehende grosses Leid erfahren, und trauert mit ihnen mit. Weniger bekannt ist eine Art von sensitiver Gefühlsoffenheit, die Menschen dazu bringt, immer wieder für kurze Zeit mit anderen zu verschmelzen und einen Moment die Welt durch ihre Augen zu sehen und mit ihren Gefühlen wahrzunehmen. Was Durchschnittsmenschen mit bewusster Einstellung, mit Entspannung oder in Trance nach gewisser Übung schaffen, passiert diesen hellfühlenden Menschen tagtäglich, oft ohne dass sie sich dessen bewusst sind. Sie saugen die Gefühle anderer Menschen um sie herum auf wie ein Schwamm das Wasser. So ein Mensch steigt nichts ahnend ins Tram und plötzlich fühlt er sich todtraurig. Er hat unbewusst die Gefühle einer neben, vor oder hinter ihm sitzenden Person aufgenommen, ohne sich dessen bewusst zu sein. Er weiss nicht, was mit ihm vorgeht und zweifelt an sich selber und an seiner seelischen Gesundheit. Genauso wie Gefühle und Stimmungen können diese Menschen Schmerzen von anderen aufnehmen. Wenn sie nicht gelernt haben, diese Schmerzen «von sich abfliessen» zu lassen, können diese längere Zeit bestehen bleiben, die Betroffenen ängstigen und aus dem Gleichgewicht bringen. Wer in sich selber bewusst oder unbewusst Wut, Hass, Bitterkeit, Angst oder ähnliches angestaut hat, ist besonders anfällig, von aussen in diesen Gefühlen noch verstärkt zu werden. Solche Menschen werden oft von sich selber und von der Umgebung als besonders gefühlslabil beurteilt.

Die Medizin diagnostiziert solche Menschen oft als hysterisch, hypochondrisch, als labile Persönlichkeiten, Psychosomatiker und ähnliches. Die sensitive amerikanische Psychiaterin Judith Orloff ist überzeugt, dass viele Menschen mit sogenannter Platzangst deshalb so schreckliche Mühe haben, ihr Haus zu verlassen, weil sie in Wahrheit unerkannt Hellfühlende sind. Sie schreibt: «Diese

Menschen können keine Menschenansammlungen ertragen und werden alles tun, um ihnen aus dem Weg zu gehen. Auf verkehrsreichen Strassen zu sein, in hektischen Kaufhäusern, in vollgepackten Aufzügen oder zusammengepfercht im Flugzeug ist überwältigend für sie, und zwar so sehr, dass sie so schnell wie möglich raus müssen. Inmitten einer Menschenmenge spüren sie einfach zu viel sensitive Stimulation. Daher fühlen sie sich zu Hause sicherer und isolieren sich von anderen, nur um zu überleben.» Sie werden stabil, sobald sie gelernt haben, mit ihrer besonderen Veranlagung umzugehen. Es geht darum, diese Gefühle bewusst durch sich hindurchfliessen zu lassen, ohne sich zu sehr damit zu identifizieren, und sich dann bald wieder davon zu verabschieden. Eine andere Möglichkeit ist, sich so schützen zu lernen, dass man diese Empfindungen gar nicht in sich aufnimmt. Eine der Hauptwirkungen der Psychopharmaka besteht darin, diese Sensitivität zu dämpfen, was für Menschen, die an dieser zu grossen, nicht kontrollierbaren seelischen Offenheit leiden, sehr hilfreich sein kann.

In jeder guten Sensitiven-Schulung lernen die Betroffenen, mit ihrer Veranlagung umzugehen, so dass diese nicht mehr als eine Belastung, sondern als ein Geschenk erlebt wird. Intuition heisst ja auch nichts anderes als «Innere Belehrung». Manche Menschen in der heutigen Zeit befürchten, psychotisch zu werden, wenn die sensitive Begabung durchbricht. Andere werden psychotisch und glauben, ihre Wahrnehmungen seien volle Wahrheit. Auch für den Fachmann ist es nicht immer einfach, die Unterscheidung zu machen, da sich Sensitivität und Psychose vielfach überschneiden. Von den schamanischen Einweihungen fast rund um die Welt wissen wir, dass die Initiation in vielen Fällen mit psychoseähnlichen Zuständen einhergeht. In gewissen schamanischen Einweihungsritualen geht es gezielt darum, «geistig zerstückelt» zu werden. Die Schamanenschüler bitten sogar die geistige Welt um diese Zerstückelung, wie sie manche Menschen, vor allem junge, in der Psychose erleben. Es gibt andererseits manche Schilderungen, dass jungen Psychotikern mit spirituellem Heilen erstaunlich gut geholfen werden kann, wie auch eigene Erfahrungen bestätigen:

Ein 21-jähriger Mann wurde während fünf Jahren an einer psychiatrischen Universitätsklinik wegen chronischer Schizophrenie behandelt. Viele Medikamente wurden ausprobiert, ohne dass sich ein Erfolg zeigte. Schliesslich verweigerte der junge Mann jegliche Medikamente, schloss sich mehr oder weniger dauernd in seinem Zimmer ein, sprach kaum mehr ein Wort mit den Eltern und verbrachte die meiste Zeit im Bett. Nachts schrie er meistens laut, anstatt zu schlafen, da Stimmen ihn beschimpften und ihn mit dem Tod bedrohten.

Bei der Behandlung durch die Heilerin fängt er schon in der ersten Sitzung an, mit ihr zu sprechen. Nach zwei Behandlungen ist sein schwerer Wasch-Zwang, unter dem er ganztags dauernd die Hände waschen musste, verschwunden. Ebenfalls sind die Vergiftungs-Ideen weg, er isst wieder zusammen mit den Eltern. Er fängt spontan an, sein Bett zu machen und dem Vater bei der Arbeit zu helfen. Sein Aussehen verändert sich auffallend: Während er vorher fast wie ein Debiler aussah, wird er deutlich wacher im Gesicht und geht aufrechter. Er verbringt jetzt die Abende zusammen mit seinen Eltern. Obwohl die Stimmen nicht weg sind, ist das nächtliche Schreien verschwunden, da er die Angst, umgebracht zu werden, verloren hat. Er schläft ohne Schlafmittel. Weiterhin spricht er kaum mit den Eltern, jedoch bei den Behandlungen mit der Heilerin. Eine Beschäftigung hat er nicht aufgenommen. Während der Behandlungen hat er über blaues Licht und Engelwesen berichtet, die er gesehen hat.

Leider musste die Behandlung auf behördlichen Befehl hin abgebrochen werden. So wissen wir nicht, ob er allenfalls durch die spirituelle Heilung ganz gesund geworden wäre. Nach etwa eineinhalb Jahren begannen ihn die Stimmen nachts wieder zu quälen, Waschzwang und Vergiftungsideen blieben jedoch verschwunden.

Viele Menschen sind keineswegs erfreut, wenn sie ihre sensitiven Fähigkeiten zur Kenntnis nehmen müssen. Wenn sie auch selber nicht glauben, sie seien verrückt, so befürchten sie doch oft, die Umgebung könnte sie für verrückt ansehen, und sie wagen mit niemandem über ihre Erlebnisse zu reden. Andere Menschen haben ganz einfach Angst, mit Phänomenen Bekanntschaft machen zu müssen, die nicht in unsere einigermassen vertraute Alltagswelt passen. Das scheint schon immer so gewesen zu sein. Sowohl im Alten wie im Neuen Testament wird mehrfach beschrieben, wie die Menschen bei solchen Erfahrungen zunächst erschrocken sind und von den von ihnen wahrgenommenen geistigen Wesenheiten beruhigt werden mussten. Sowohl bei Maria wie bei den Hirten kam von den erscheinenden Wesen die Aufforderung, sich nicht zu fürchten. Diese Aufforderung wird von den Betroffenen nicht immer wahrgenommen oder verstanden. Sensitivität bricht nicht selten in Krisensituationen erstmals richtig durch und kann manche Fachleute dazu verführen, vorschnell die Diagnose einer Geisteskrankheit zu stellen, auch wenn es sich um die ersten Erscheinungen aussersinnlicher Wahrnehmungsfähigkeit handelt. Diese Diagnose kann zusätzliche Angst und Verzweiflung hervorrufen und einen Teufelskreis in Bewegung setzen. In der Psychiatrie fehlen bisher klare Kriterien für die Unterscheidung von Sensitivität und Psychose. Vereinfacht kann man sagen, dass sich sensitive Begabungen auf die Dauer für die Betroffenen und ihre Umgebung positiv auswirken, Psychosen eigentlich durchwegs negativ. Psychotiker sind Menschen, die mit ihrer erhöhten Sensibilität oder eben Sensitivität nicht umgehen können und von den ins geöffnete Bewusstsein einflutenden Bildern und Botschaften überwältigt werden, ohne mehr die Unterscheidung zwischen innerer und äusserer Realität machen zu können. Und, wie schon betont, innere Wahrnehmungen müssen genauso kritisch überprüft werden wie äussere.

Da viele betroffene Menschen ihre sensitiven Erfahrungen – selbst wenn sie in Psychotherapie sind – verschweigen, ist das Ausmass dieser Erfahrungen in unserem Fachgebiet bisher kaum erkannt worden. Inzwischen hat sich eine umfangreiche Selbsthilfeszene entwickelt, in der Betroffene Beratung und Führung unterschiedlichsten Inhaltes und unterschiedlichster Qualität erfahren. Gerade junge und jugendliche Sensitive scheinen sich stark in dieser Selbsthilfeszene Rat zu holen. Sie können, wenn sie Glück haben, in höchst kompetenter Weise geführt und beraten werden; wenn sie Pech haben, werden sie in die Irre geleitet, vielleicht sogar in psychische Störungen hineingeführt. Viele Sensitive berichten, dass sie Psychopharmaka schlecht ertragen. Die schon erwähnte kalifornische Psychiaterin Judith Orloff, vermutlich die erste Universitätslehrerin, die offen zu ihrer sensitiven Begabung steht, schreibt in ihrem Buch «Jenseits der Angst», dass manche Menschen mit der Überzeugung zu ihr gekommen seien, sie wären begabte Sensitive, sie als Psychiaterin habe aber nichts anderes als eine Geisteskrankheit feststellen können.

Auch der brasilianische Arzt und Hypnotherapeut Eliezer C. Mendes hat manche dieser Phänomene seit den siebziger Jahren beschrieben und immer wieder darauf hingewiesen, dass viele anscheinend psychisch und geistig gestörte Menschen in Wirklichkeit Sensitive sind. Seine Werke wurden in der westlichen Medizin wohl aus sprachlichen Gründen bisher kaum bekannt. Viele Brasilianer sind ausserdem überzeugt, dass, abgesehen von der sprachlichen Barriere, etwas aus einem Drittweltland in der europäisch-amerikanischen Literatur keine Beachtung findet. Die Arbeit von Mendes wird jetzt in Sao Paulo von Prof. Eudes Alves fortgeführt. Eudes Alves veranstaltet regelmässig Workshops, in denen dieses Sich-Einfühlen in andere, die man nicht kennt und nicht sieht, systematisch geübt wird. Diese Art des Trainings ist für Anfänger sehr lehrreich, da der oder die «Erfühlte» unmittelbar Rückmeldung über die Stimmigkeit und die Qualität des Erfühlten geben kann. Ich habe in diesen Trainings selber mit Erstaunen festgestellt, wie genau ich teilweise nach einer mentalen Entspannung Schmerzen in einem mir unbekannten Menschen wahrnehmen konnte, nachdem ich vorher immer an meinen entsprechenden Fähigkeiten gezweifelt hatte. Noch mehr erstaunte mich, wie umfassend begabte Sensitive Bruchstücke aus meiner Lebensgeschichte erfühlen konnten, wenn ich mich entspannte und mich nicht gegen ihr Sich-Einfühlen wehrte. Es waren Sensitive, die ausserhalb dieser Workshops normal in ihren Berufen als Redaktor, Pferdehändlerin und Hausfrau arbeiteten. Auch in Europa gibt es viele Möglichkeiten, den Umgang mit Sensitivität zu üben.

Zum Glück ändert sich langsam die Auffassung auch innerhalb weiterer Kreise in der Psychiatrie und Sensitivität wird nicht mehr durchwegs als krankhaft angesehen. Die Erweiterung des Verständnisses ist umso wichtiger, da in der heutigen Zeit des spirituellen Aufbruchs immer mehr Menschen ihre sensitive Veranlagung entdecken beziehungsweise eben oft ganz unsanft damit konfrontiert werden. Die Pioniere einer neuen, modernen Zusammenarbeit mit sensitiven Heilerinnen finden sich in den USA. Zu nennen sind beispielsweise die Pflege-Lehrstuhlinhaberin Dolores Krieger und der Herzklappenspezialist Mehmet Oz am Columbia Presbyterian Hospital in New York oder der Begründer der modernen Biofeedback-Therapie, Elmer Green, an der Menninger Klinik in Topeka. Der Chirurg und Begründer der «American Holistic Medical Association», Norman Shealy, berichtet über 93 % richtige Ferndiagnosen der von ihm getesteten «Medical Sensitive» Caroline Myss.

Dringend notwendig wären Forschungsprojekte, in denen die Erfolge und Lücken der rationalen und der intuitiven Diagnostik parallel verglichen würden, wie dies der Chefarzt der Inneren Medizin, Professor Kaspar Rhyner, am Kantonsspital Glarus zusammen mit der Heilerin Alena Jöstl bereits macht. Dies würde vermutlich zu einer anerkannten und fruchtbaren Kombination und Zusammenarbeit der beiden Diagnosewege führen und die Tore für ein Intuitions- beziehungsweise Sensitivitätstraining der jungen Ärztinnen öffnen. Viele Psychiater und noch mehr Psychiaterinnen und Psychotherapeutinnen sind mehr oder weniger sensitiv. Viele erkennen ihre Begabung lange Zeit nicht und wenn sie sie erkannt haben, wagen die meisten nicht, offen dazu zu stehen, geschweige denn zu bekennen, dass sie damit arbeiten. Judith Orloff beschreibt in ihrem Buch, wie sie jahrelang versuchte, aus Angst vor Ablehnung und beruflicher Disqualifizierung ihre Begabung zu verleugnen, und wie sie durch bittere Erfahrungen schliesslich gezwungen wurde, mit ihrer Intuition, ihrem Hellfühlen und Hellsehen zu arbeiten und auch offen dazu zu stehen.

Intuition und Einfühlungsvermögen sind in der Psychiatrie und Psychotherapie besonders wichtig. In vielen Psychotherapie-Ausbildungen werden sie mindestens ansatzweise trainiert, meist allerdings unter anderem Namen. Sobald die Verbindung mit Sensitivität oder Medialität hergestellt wird, grenzen sich die meisten Vertreter dieser Fächer ab. Man befürchtet, als Okkultist oder Sektierer abgestempelt zu werden. Auch in der übrigen Medizin hätte die Intuition einen wichtigen Platz. Unter Intuitions-Expertinnen ist allerdings weitgehend anerkannt, dass rationales Denken und Intuition im Menschen in einem polaren Verhältnis zueinander stehen. Die Intuition kann am besten funktionieren, wenn das rationale Denken vorübergehend dispensiert wird, um eben der Intuition Platz zu machen. Erst im Nachhinein muss die intuitive Erkenntnis durch die Möglichkeiten einer rationalen Diagnostik überprüft werden.

Wie kommt es, dass die Geheimdienste der USA und der früheren Sowjetunion das Hellsehen – «remote viewing» – seit Jahrzehnten systematisch schulten, dass private Unternehmen zum Beispiel zum Auffinden früher versunkener Schiffe sich diese Technik zu Nutze machen, dass in den USA über tausend Unternehmensberater gut leben können, die nichts anderes machen, als Kaderleute der Wirtschaft in dieser Hinsicht zu schulen, und dass wir andererseits in der Medizin es uns leisten können, diese Entwicklung zu verschlafen? Hätten wir nicht gewaltige Finanzierungssysteme im

Rücken, wie Staat und Krankenkassen, könnten wir uns diese Trägheit wohl nicht erlauben und die Kooperation zwischen Medizin und Sensitiven und Geistheilerinnen würde viel schneller voranschreiten.

Einige Beispiele mögen illustrieren, wie die sensitive Begabung in Medizin und Psychiatrie fruchtbar eingesetzt werden kann:

a) Eine gut 30-jährige Frau wird seit vielen Jahren wegen schwerer sexueller Störungen bei verschiedenen Therapeutinnen mit diversen psychotherapeutischen Methoden erfolglos behandelt. Vor allem der nach heutiger Erkenntnis besonders wahrscheinliche kindliche sexuelle Missbrauch wird eingehend, aber ohne Bestätigung und Wirkung, erforscht und therapiert. Eine zugezogene begabte «Sensitive» sieht die Patientin vor ihrem geistigen Auge als grösseres Kind inmitten von Spielkameradinnen in einer fluchtverhindernden Betonröhre, wie sie zutiefst beschämt die Kontrolle über ihre volle Blase verliert und auf den Boden uriniert. Die Patientin bestätigt sofort das bislang nie erwähnte und bedachte Ereignis und versichert gleichzeitig, dass sie den Zusammenhang mit ihrer Störung jetzt überdeutlich spüre. Entsprechend macht die Therapie in der Folge Fortschritte.

b) Der bereits erwähnte Professor Kaspar Rhyner dokumentierte u.a. den Fall eines schwerstkranken Patienten mit unzähligen unklaren Herzanfällen, die ihn arbeitsunfähig machten und bei dem verschiedene anerkannte diagnostische Zentren an der ursächlichen Klärung scheiterten. Selbst als die Heilerin intuitiv eine Glaswolle-«Vergiftung» wahrnahm, konnte der Patient einen solchen Kontakt nicht bestätigen. Erst die zugezogene Ehefrau konnte dem Patienten zur Einsicht beziehungsweise Erinnerung verhelfen, dass er über längere Zeit gerade mit solchen Materialien gearbeitet hatte. Der Nachweis der entsprechenden Fremdkörper aus Körperflüssigkeit gelang nach den Angaben der Heilerin schliesslich ebenfalls, obwohl verschiedene Labors die unbekannten, kristallähnlichen Partikel nicht ohne weiteres identifizieren konnten.

c) Eine ca. 40-jährige Frau eines Kollegen leidet seit mehreren Jahren an Angstzuständen, insbesondere aber an angstbedingten Schlafstörungen, die anlässlich eines Stress-Vorfalles bei ihrer Arbeit aufgetreten sind. Jahrelange Psychotherapie mildert die Symptomatik, bringt sie aber nicht zum Verschwinden, so dass die Patientin nicht ohne Psychopharmaka einschlafen kann. Bei der Behandlung durch die Heilerin sieht diese die Patientin als 5- bis 6-jähriges Mädchen in Todesangst von vielen Händen festgehalten, mit grünen Tüchern festgebunden, während ihr etwas auf das Gesicht gedrückt wird. Als die Frau nach erfolgter Behandlung vorsichtig auf dieses Erlebnis angesprochen wird, bestätigt sie aufgeregt das Gesehene, insbesondere auch die grünen Tücher und die Narkosemaske, die ihr auf das Gesicht gedrückt wurde und die Todesangst auslöste. Das Ereignis spielte sich anlässlich ihrer eigenen Mandeloperation im Alter von etwa sechs Jahren ab, bei der ihre Mutter nicht anwesend sein konnte. In diesem Moment erst konnte rekonstruiert werden, dass die Schlaflosigkeit im Zusammenhang mit der Mandeloperation ihrer Tochter begonnen hatte.

In Holland hat man sich dem Phänomen der sensitiven Kinder angenommen. Der Sozialpsychiater Professor Marius Romme und die Wissenschaftsjournalistin Sandra Escher haben mit ihrem Forschungsteam 80 stimmenhörende Kinder von 1996 bis 2000 beobachtet. Es waren etwa gleichviele Buben wie Mädchen und etwa die Hälfte der ausgewählten Kinder war in psychiatrischer Behandlung. Das Team von Romme und Escher ist noch daran, die Beobachtungen auszuwerten. Sie haben festgestellt, dass das Stimmenhören oft kein konstantes Phänomen ist, dass ein guter Teil der Kinder gleichzeitig die Aura von Menschen oder geistige Wesen sieht und dass in dieser vierjährigen Beobachtungsperiode manche Kinder sowohl das Stimmenhören wie andere Wahrnehmungen verloren haben. Insidern ist schon seit langem bekannt, dass Kinder natürlicherweise sensitive Fähigkeiten mit sich bringen, diese aber mit dem Erwachsenwerden in der Mehrzahl der Fälle verloren gehen, wenn sie nicht gefördert werden. Rommes und Eschers Verdienst ist es, das Stimmenhören wenigstens teilweise aus dem psychiatrischen Bereich herausgehoben zu haben, auch wenn sie vorsichtigerweise immer noch von Halluzinationen dieser Kinder sprechen.

Vergleicht man diese ersten schüchternen Schritte hier in Mitteleuropa mit den Entwicklungen in China und Russland, müssen sie allerdings immer noch als höchst zaghaft beurteilt werden. Der international renommierte in China geborene und jetzt in den USA lebende Qi-Gong-Meister und Schriftsteller Paul Dong beschreibt, wie in China seit mehr als 20 Jahren sensitiv hochbegabte Kinder systematisch gesucht, ausgelesen und trainiert werden. Einige dieser Kinder hatten spontan die Möglichkeit entdeckt, mit Ohren oder Händen zu lesen und ähnliches. In dem riesigen Menschheitsreservoir mit 1,2 Milliarden Menschen sind durch systematische Suche offenbar ungefähr 1000 hochbegabte, sensitive Kinder und einige Erwachsene gefunden worden. Einer der profiliertesten Förderer von Menschen mit sensitiven Begabungen oder – wie sie in China offenbar genannt werden – mit «exceptional human functions» (EHF) ist, laut Paul Dong, Professor Qian Xuesen, ein in den USA am «Massachusetts Institute of Technology» in Aeordynamik ausgebildeter Wissenschafter, der sich in den USA und in China grosse Verdienste im Raketenbau und in der Raumfahrt erworben hat. Professor Qian ist Vorsitzender der chinesischen Akademie der Wissenschaften und Ehrenpräsident der chinesischen Gesellschaft zur Erforschung des menschlichen Körpers und hat sowohl in den USA wie in China höchste wissenschaftliche Auszeichnungen erhalten. Die in China ausgewählten und systematisch ausgebildeten Kinder sollen nicht nur mit fast beliebigen Körperteilen Bücher lesen können, sie vermögen offenbar ebenso in verschlossenen Behältern und auf grosse Entfernungen Geschriebenes zu lesen, in gewissen Fällen können diese Kinder sogar mit Gedankenkraft unbeschriebene Zettel in verschlossenen Behältern mit Wörtern oder Sätzen füllen. Ebenso kann ein Teil dazu ausgebildet werden, nicht nur die eigenen Organe, sondern auch die Organe anderer Menschen geistig zu sehen und zu beschreiben, so wie dies auch im Westen von seltenen sensitiv Begabten beschrieben wird. Hanspeter Stähli, gelernter Physiker und Verwalter am Kantonsspital Glarus, hat das sogenannte «Röntgenblick-Phänomen», wie es bei Alena Jöstl und anderen beobachtet werden kann, ausführlich beschrieben.

Den Chinesen dürfte es leichter fallen, sich diesen Fähigkeiten vorurteilslos zu nähern, da die chinesisch-buddhistische Tradition diese Begabungen schon genau beschrieben hat. Wenn bei uns die esoterisch etwas Informierten von einem dritten Auge sprechen, so kennen die chinesischen Buddhisten die «fünf Augen der Meisterschaft», die unterschiedliche Entwicklungsstadien repräsentieren, welche in zunehmend höhere Dimensionen führen. Zu diesen fünf Augen der Meisterschaft gehören unter anderem das Sehen bei Dunkelheit und mit geschlossenen Augen, das Sehen auf Entfernung, der Röntgenblick, also die Möglichkeit, innere Organe zu sehen. Das Auge des Dharma ist die höchste Stufe mit einer so hohen Energie, dass das Auge erhellt werden könne. Dieses Auge des Dharma ist offenbar mit der Fähigkeit der Materialisierung und Dematerialisierung verbunden. Ein Meister des Auges des Dharma könne einen Stacheldraht allein mit seinem Blick durchschneiden und zerbrochene Keramik wieder reparieren. Die chinesischen Wissenschafter sprechen mit Stolz und Hoffnung von der chinesischen wissenschaftlichen Revolution und glauben daran, dass diese altneue Sichtweise das Bild unserer Wissenschaften grundlegend verändern wird. Nach Paul Dong finden sich die meisten sensitiv hochbegabten Kinder in den ärmsten Provinzen Chinas, während diese Begabungen in reicheren und stärker materiell ausgerichteten, küstennahen Provinzen viel seltener zu finden seien. Man ist offenbar der Ansicht, dass die zu reichliche Ernährung und das materialistische Denken diese Fähigkeiten verkümmern lassen. Aus den gleichen Gründen glaubt Dong, dass man im Westen viel weniger solche Kinder finden würde, auch wenn die hiesige Wissenschaft einmal die Scheuklappen abgelegt hätte.

Ich war selber nicht in China und habe diese Kinder nicht gesehen. Ich kenne auch Paul Dong nicht persönlich. Deshalb habe ich zunächst gezögert, seine Schilderungen ins Buch aufzunehmen. Ich habe aber anderweitig viele ähnliche Phänomene selber gesehen oder von mir vertrauten Personen geschildert bekommen, so dass es für mich keine vernünftigen Gründe gibt, an Paul Dongs Berichten zu zweifeln oder die Phänomene nicht für real zu halten.

Auch die Russen sind auf diesem Gebiet weiter als der Westen. In Moskau hat der vielseitig orientierte Wissenschafter W. Bronnikow eine Methode entwickelt, die sich «Harmonisierung und Entwicklung der Körperfunktionen und der menschlichen Systeme» nennt. An seiner Akademie für menschliche Entwicklung werden ebenfalls hauptsächlich Kinder in dieser aus slawischen und tibetischen Elementen des Heilens entwickelten Methode ausgebildet. Manche dieser Kinder sollen ebenfalls ihre Organe und die Organe anderer sehen und Krankheiten erkennen können. Das Team von Bronnikow beschreibt, wie diese Kinder auch ihr Gedächtnis und ihr intellektuelles und geistiges Lernvermögen steigern und andererseits bei vielen Krankheiten heilend einwirken können. Manche dieser Kinder werden öffentlich vorgeführt, wie sie mit einem undurchsichtigen Sack über dem Kopf Farbe und Formen von Dingen beschreiben, Bücher lesen, Schachwettkämpfe bestreiten und sogar mit verbundenen Augen Basketball spielen.

Im wissenschaftlichen Klima des Westens besteht die Gefahr, den Anschluss an die neueren Entwicklungen in China und Russland zu verpassen. Hoffnung machen die vielen Initiativen und Angebote zur Förderung von Intuition und Sensitivität ausserhalb der Medizin; allerdings bedeutet dies, dass ein weiterer Bereich den Ärzten entgleitet.

4. Geistige Einwirkung auf Materie und Lebewesen

Ein Boeing-Luftfahrtingenieur namens Helmut Schmidt kam offenbar als erster auf die Idee, dass der Mensch auf direktem geistigem Wege Maschinen beeinflussen könnte, und er machte auch die ersten Forschungen. Dann war es die indianische Physikstudentin Brenda Dunne, die ihren Physikprofessor Robert Jahn, damals Dekan an der Princeton University, gewinnen konnte, entsprechende Experimente zu machen. Jahn war Spezialist für Aeronautik und fragte sich offenbar selbst, ob der Mensch unwissentlich und unwillentlich die von ihm bedienten Maschinen geistig beeinflusse. Als Jahn seine Forschungsidee bekannt machte, löste er an der Princeton University einen kleinen Aufruhr aus, weil man um den guten Ruf der Universität bangte. Man berief eilends eine Kommission ein, die schliesslich die Experimente unter der Bedingung bewilligte, dass Jahn und Dunne nichts veröffentlichen würden, das nicht von der Kommission begutachtet worden sei. Inzwischen ist diese Kommission längst aufgelöst, die bahnbrechenden Experimente von Jahn und Dunne, bekannt geworden unter dem Kürzel PEAR (Princeton Engeneering Anomalies Research) wurden von insgesamt 68 verschiedenen Forschern einige hundert Mal wiederholt. Die für viele unglaubliche Tatsache, dass wir Maschinen beziehungsweise materielle Systeme geistig verändern können, bestätigte sich. Zwar ist der Einfluss schwach, er ist aber statistisch besser abgesichert als fast jedes andere Forschungsergebnis. Die statistische Sicherheit wurde mit $1:10^{35}$ berechnet, das ist eine Eins mit 35 Nullen oder, anders ausgedrückt, eine Milliarde mal eine Milliarde mal eine Milliarde mal hundert Millionen. Diese Zahl ist um ein Vielfaches grösser als die Anzahl Menschen, die vermutlich je auf unserem Planeten gelebt haben. Somit kann man sagen: Die Tatsache, dass wir auf direktem geistigem Wege Materie beeinflussen können, ist statistisch besser abgesichert als dass wir Menschen sterben müssen.

Jahn und Dunne benützten zunächst eine mechanische Vorrichtung, bei der sich oben in einem grossen Behälter 9'000 Styroporkugeln befinden, die über ein System von vielen in der Rückwand befestigten Pflöcken beim Experiment in die Tiefe fallen können. Bei jedem Pflock hat die Kugel die Möglichkeit, nach links oder nach rechts hinunterzufallen. Unten werden die Bälle in einem System zahlreicher aneinander gereihter Zylinder aufgefangen. Unbeeinflusst ergibt sich eine sogenannte Gauss'sche Normalverteilung, bei der die Behälter in der Mitte am meisten Kugeln enthalten, während die Behälter daneben umso weniger Kugeln enthalten, je weiter in der Peripherie sie platziert sind.

Später wurde ein elektronisches System (der Random Event Generator, abgekürzt REG) entwickelt, das, beruhend auf radioaktivem Zerfall, Zahlen in einem sogenannten binären System – wie in der Computertechnologie verwendet – in zufälliger Abfolge produziert. Dieses elektronische System hat den Vorteil, dass in der gleichen Zeit viel mehr Experimente durchgeführt werden können. Das Prinzip der Zufallsverteilung ist das gleiche wie mit den Kugeln oder wie wenn ein Mensch unzählige Male eine Münze hochwirft. Wenn ich eine Münze 100-mal hochwerfe, erhalte ich ca. 50-mal Kopf und 50-mal Zahl. Das Verhältnis kann aber auch 40:60 sein. Ein Verhältnis von 1:99 ist äusserst unwahrscheinlich. Würde ich die Münze in zehn Serien 100-mal hochwerfen und immer 1:99 oder 2:98 erhalten, müsste man annehmen, dass die Münze irgendwie präpariert wäre oder ich einen Trick anwenden würde, um das Resultat zu beeinflussen. Mit dem REG können in einer Stunde so viele «Würfe», das heisst, eine zufällige Zahlenabfolge von 1 und 0 (wie Kopf und Zahl) erfolgen, wie ein Mensch sie erreichen könnte, wenn er lebenslang die Münze werfen würde. Damit ist es möglich, viel grössere Datenmengen zur Berechnung der Wahrscheinlichkeiten zu erreichen. Die Versuchspersonen müssen durch Konzentration bzw. geistig-seelische Anweisung den REG so beeinflussen, dass er Verhältnisse in Richtung von 10:90 oder noch besser von 1:99 produziert. Das heisst, infolge der geistigen Beeinflussung durch den Menschen kommt eine «Ordnung» zustande. Je stärker das Verhältnis von 50:50 abweicht, umso erfolgreicher ist der Versuch. Als Versuchspersonen hat man bewusst Durchschnittsmenschen ausgewählt, also keine Personen, die von sich behaupten, über besondere geistige Kräfte zu verfügen.

Die Bedeutung dieser Forschungsresultate für unser Welt- und Menschenbild und insbesondere für die wissenschaftliche Forschung ist bisher nur von wenigen Menschen erkannt worden. Interessanterweise hat jeder einzelne Mensch sein individuelles Muster. Die Forscher können bei mehreren Experimenten aufgrund der Resultate eine Versuchsperson, die bereits frühere Versuche gemacht hat, wieder erkennen. Menschen, die gemeinsam arbeiten, haben wiederum ein eigenes Muster, das nicht der Summe der beiden Einzelmuster entspricht, sondern irgendwie eine eigene Ganzheit bildet. Der Effekt zweier Menschen ist ungefähr sieben Mal stärker als von einer einzelnen Person. Gemischtgeschlechtliche Paare haben eine stärkere Wirkung als gleichgeschlechtliche und von diesen sind wiederum diejenigen, die eine von Herz zu Herz gehende Vertrauensbeziehung haben, am erfolgreichsten. Die Ergebnisse lassen sich so interpretieren, dass zwei Menschen zusammen ein neues eigenes Bewusstseinsfeld erschaffen, welches sein eigenes Muster bildet, das mit keinem anderen Muster identisch ist. Je weniger die Versuchspersonen sich bemühen, den Kontakt mit dem Zufallsgenerator intellektuell und willentlich herzustellen, desto erfolgreicher sind sie. Die meisten Menschen spüren zuerst die Verbindung, auch wenn sie geringfügig ist. Meistens verringert sie sich dann und wenn die Versuchspersonen sich zunehmend Mühe geben, wächst die Frustration und die Wirkung lässt sich nicht mehr erzielen. Wenn die Versuchspersonen sich jedoch entspannen, mit Spass am Experiment teilnehmen und die Verbindung entspannt geschehen lassen, vielleicht die Maschine durch sanfte Ermutigung oder mit einem Scherz zur Kooperation anspornen, kehrt die Wirkung zurück, oft stärker als zuvor. Eine der erfolgreichsten Teilnehmerinnen sass einfach neben der Maschine, entschied sich, in welche Richtung sich die Zufallszahlen verändern sollten, ass Vanillejoghurt und las. Die Versuchsleiterin, Dr. Dunne, meinte scherzhaft, sie hätte fast gedacht, der Vanillejoghurt sei die Ursache gewesen.

Den meisten Menschen fällt es heute noch enorm schwer, sich damit abzufinden, dass die Materie nicht so fest und so tot ist, wie uns lange gelehrt wurde. Unser Weltbild wird wahrscheinlich so tiefgreifend erschüttert, wie dies seit Jahrhunderten nicht mehr der Fall war. Tatsächlich sind natürlich die sogenannten telekinetischen Fähigkeiten, das heisst, die Fähigkeit, Gegenstände rein geistig aus der Ferne zu beeinflussen und zu bewegen, schon lange bekannt. Erst jetzt aber findet das Phänomen nicht nur bei den parapsychologischen Insidern, sondern auch in der universitären Forschung Anerkennung.

Der Physikdozent, Astronaut und ehemalige Princeton-Forscher Brian O'Leary behauptet, dass die meisten Menschen mit Anleitung und etwas Übung das mentale Löffelverbiegen schaffen würden, mit dem Uri Geller in den siebziger Jahren zum Fernsehstar wurde. Viele Menschen machen mit ihren oft nicht erkannten telekinetischen Fähigkeiten im Alltag auf eher unliebsame Art Bekanntschaft. Diktier- und Faxgeräte, überhaupt elektronische Apparate, aber auch Küchenmaschinen gehorchen ihnen oft nicht. Besonders ärgerlich ist für diese Menschen, dass die Servicestellen meist keine Fehler finden und ein tadelloses Funktionieren der Geräte bestätigen. Es gibt allerdings auch manche Menschen, die früher oder später lernen, diese Einflüsse kontrolliert einzusetzen, positiv zum Beispiel beim Geistigen Heilen von Menschen, Tieren und Pflanzen, eher negativ, indem sie allerhand Schabernack treiben, wie beispielsweise in einem Gartenrestaurant reihenweise Glühbirnen – für alle anderen unerklärlich – platzen zu lassen.

Wer die Forschungen der PEAR-Gruppe in Princeton kennengelernt hat, dem dürfte es auch nicht mehr so schwer fallen, die

Experimente mit den sensitiv hochbegabten Kindern in China ernst zu nehmen, über die bezüglich sensitiver Wahrnehmung schon im letzten Kapitel berichtet wurde. Natürlich haben manche auch ausserordentliche psycho- beziehungsweise telekinetische Fähigkeiten, die vielleicht noch stärker trainiert werden als das Wahrnehmen.

Nach Paul Dong beschäftigt sich die chinesische Wissenschaft und Politik schon seit 20 Jahren mit dem Ausnahmetalent Zhang Baosheng, der schon unzählige Male demonstriert habe, dass er zum Beispiel Tabletten aus einer verschlossenen Flasche verschwinden lassen könne, und zwar genau in der geforderten Anzahl. Also eine verschlossene Medikamentenflasche mit 110 Tabletten werde nach dem Experiment noch 77 enthalten, wenn man Zhang Baosheng die Anweisung gegeben habe, 33 geistig aus der Flasche zu entfernen. Ebenso gut gelinge es ihm, einen Fingerring, den eine Person trage, von deren Finger verschwinden und irgendwo, zum Beispiel in einem Blumentopf, wieder auftauchen zu lassen. Da die Chinesen genauso wie die Amerikaner diese Menschen mit ausserordentlichen Fähigkeiten auch für militärische Zwecke einsetzen möchten, soll Zhang Baosheng heute den Rang eines Regimentskommandanten bekleiden, natürlich ohne eigenes Regiment, und er geniesse auch alle anderen Privilegien, wie sie hohe Politiker oder Militärs auf dem chinesischen Festland haben.

Ein weiterer, vielleicht noch begabterer Erwachsener sei Yan Xin, mit dem verschiedene Forschungsteams aus der Elementarteilchen-Physik und Biophysik Forschungen anstellten. Yan Xin musste Leitungswasser, Salz- und Zuckerlösungen, alle physiologisch in unserem Körper aktiv, in dicht versiegelten Flaschen in einem dunklen Raum beeinflussen. Nachdem er seine Qi-Kraft auf die Flaschen gerichtet hatte, untersuchte man die Lösungen mit einem Laser-Raman-Spektrometer und stellte fest, dass das Leitungswasser eine veränderte Absorptionskurve aufwies, was bedeutet, dass sich die molekulare Struktur, genauer der Bindungswinkel zwischen den Atomen, verwandelt hatte. Diese Ergebnisse stimmen gut mit den Ansichten der Homöopathen überein, dass Wasser Informationen geistig-materieller Art aufnehmen kann, indem es seine Struktur verändert, wenn die Lösungen richtig behandelt werden. Für die Chinesen dürfte die Legitimierung der Homöopathie weniger wichtig sein als die Rehabilitierung von Qi Gong, der jahrtausendealten chinesischen Methode der Energie-Übertragung und der Energie-Heilung. Der schon im letzten Kapitel genannte Prof. Qian Xuesen, Präsident der Chinesischen Akademie der Wissenschaften, soll dazu bemerkt haben: «Das ist eine Weltneuheit, etwas das unstrittig beweist, dass der menschliche Körper auf externe Objekte einwirken kann, ohne dass ein physischer Kontakt besteht, und so ihren molekularen Zustand zu verändern vermag. Das ist eine Arbeit, die noch nicht da war, und sie muss sofort veröffentlicht werden, um das vom chinesischen Volk Erreichte in aller Welt publik zu machen.» Natürlich sind – wie weiter vorne erwähnt – in Hunderten von Experimenten in der westlichen Welt und auch in Russland ähnliche Resultate erzeugt worden, aber hier im Westen sind vorderhand die wissenschaftlichen und akademischen Machtverhältnisse anders. Führende Forscher können es sich im europäisch-amerikanischen Raum leisten, diese Experimente zu ignorieren oder gar zu verspotten, ohne dass sie um ihren wissenschaftlichen Ruf bangen müssen. Im Gegenteil haben diejenigen Forscher, die entsprechende Experimente durchführen, mit Karriereeinbusse zu rechnen.

In weiteren Experimenten soll es Yan Xin auch gelungen sein, DNA und RNA von Tieren und Pflanzen so zu beeinflussen, dass sich das Ultraviolett-Absorptionsspektrum veränderte, das heisst, die molekulare Struktur von DNA und RNA musste sich verändert haben, also das, was die Wissenschaft benötigt, um eindeutige Identifizierungen, den sogenannten molekularen Fingerabdruck, vorzunehmen. Nachdem Yan Xin auch chemische Reaktionen bei Zimmertemperatur und entsprechenden Druckverhältnissen ablaufen lassen konnte, die normalerweise einen Druck von

200 atü und mehrere 100 Grad Hitze benötigen, wurden seine Fähigkeiten am Institut für Hochenergie-Physik in Peking weiter getestet. Es sei bewiesen worden, dass Yan Xin auch die Zerfallsgeschwindigkeit von radioaktiver Substanz, konkret von Americium 241, beeinflussen könne. Bei all diesen Experimenten spielt die Entfernung, von der aus eingewirkt wird, keine Rolle.

Die Experimente mit Zhang Baosheng und Yan Xin scheinen der systematischen Talentsuche bei chinesischen Kindern, über die im letzten Kapitel berichtet wurde, vorangegangen zu sein. Was die Materienbeeinflussung betrifft, sind die Experimente mit den Kindern nicht weniger aufregend. Was Uri Geller demonstrierte und Brian O'Leary als Fähigkeit von fast jedem Menschen postulierte, scheint bei diesen Kindern tatsächlich nach kurzer Zeit möglich zu sein, nämlich das mentale Verbiegen und Zerbrechen von Löffeln, Gabeln und anderen Gegenständen. Auch das Verschwinden- und andernorts wieder Auftauchen-Lassen von Gegenständen auf mentalem Weg scheint für diese hochbegabten Kinder nach kurzer Zeit kaum mehr Schwierigkeiten zu machen. Ebenso konnte man diesen Kindern das Entfernen von Tabletten aus versiegelten Medikamentenflaschen beibringen, wie es Zhang Baosheng schon Jahre früher demonstriert hatte. Zhang Baosheng konnte auch Kleider in seinen Händen in Flammen aufgehen lassen. Auch diese Fähigkeit fand sich bei den sensitiv hochbegabten Kindern; offenbar droht diese Begabung teilweise ausser Kontrolle zu geraten. Die Mutter eines Mädchens namens Yao Zheng beklagte sich gemäss Dong, dass nach diesen Übungen häufig die Bettwäsche, aber auch Socken, Hosen, Handschuhe usw., versengt wären. Am Körper dieser Personen mit Verbrennungsbegabung fanden sich keine Anzeichen von Brandwunden oder ähnlichem.

Der Bericht über die Beeinflussung von Materie wäre unvollständig ohne nochmaligen Hinweis auf die christliche Tradition. Jesus hat ja nicht nur auf lebendige Organismen eingewirkt, indem er kranke und behinderte Menschen heilte oder den Feigenbaum verdorren liess. Er hat auch auf die Materie direkt eingewirkt mit der Verwandlung von Wasser zu Wein am Hochzeitsfest zu Kana und mit der Vermehrung von Brot und Fisch, die nach den Berichten in den Evangelien mindestens zweimal stattgefunden hat. Auch Nachfolger von Jesus hatten diese Gabe; dies zeigt zum Beispiel die Brotvermehrung von Johannes Bosco, genannt Don Bosco der Bubenkönig, weil er in Turin ein Hospiz für obdachlose und verwahrloste Knaben gründete und einen grossen Teil seiner Kraft und seines Einsatzes der Erziehung und Fürsorge dieser Buben widmete. Ohne finanzielle Einkünfte war er offenbar wiederholt auf seine Begabung angewiesen, um die manchmal mehrere Hundert Knaben ernähren zu können. Wie in Rom üblich, wurden die Zeugenaussagen sorgfältig und minutiös geprüft, bevor er 1934 heilig gesprochen wurde. Auch eine Fischvermehrung ist bezeugt, und zwar von der ehrwürdigen Klara Isabella Gherzi, die 1742 in Pontetecimo bei Genua geboren wurde und später bei den Klarissen in Gubbio in den Abruzzen Äbtissin wurde. Ihr späteres Leben mit langjähriger Bettlägrigkeit und grossen Schmerzen erinnert etwas an die Seherin von Prevorst. Sie hatte zahlreiche charismatische Begabungen und die Fischvermehrung ist bezeugt in einer Notsituation, als nicht genug zu essen vorhanden war. Vom heiligen Paul von Kreuz, der 1694 im Piemont geboren wurde, ist in einer ähnlichen Notsituation eine Kornvermehrung bezeugt.

Sowohl in der parapsychologischen Forschung wie auch in den östlichen Überlieferungen sind Materialisationen und Dematerialisationen häufige Phänomene. Besonders viel geschrieben wurde über Sai Baba, der offenbar nicht nur heilige Asche, sondern auch Fingerringe mit Edelsteinen und ganze Mahlzeiten materialisierte oder auch Früchte an leeren Bäumen und zu unpassender Jahreszeit entstehen lassen konnte. Sai Baba weigerte sich, diese Materialisationen rein experimentell zu machen; er behauptete, dies wäre ein Missbrauch der geschenkten göttlichen Kräfte. Immerhin wurde er oft auch von kritischen Beobachtern geprüft, unter anderem vom isländischen Hochschulforscher E. Haraldsson. Auch heilbegabte Männer und Frauen in unseren Breitengraden zeigen manchmal mindestens spurenweise Materialisations-Phänomene, indem zum Beispiel ätherische Öle in ihren Händen entstehen.

Der intellektuell geprägte Mensch unserer Zeit, der die Last einer jahrhundertelangen Ideologie mit sich trägt, die Materie sei fest und ungeistig, wird weiterhin grosse Mühe haben, diese Phänomene zu akzeptieren. Hier dürften die positiven Resultate der renommierten Naturwissenschafter in China eine grosse Hilfe sein. Wenn wir uns allerdings vergegenwärtigen, dass wir alle aus Atomen bestehen, die identisch mit Energie sind und sich durch Licht und in Licht umwandeln können, fällt es vielleicht etwas leichter, die berichteten Tatsachen mindestens zu überprüfen.

Man kann davon ausgehen, dass die USA seit längerem ähnliche Experimente durchführen. Aber da immer die Hoffnung besteht, diese Fähigkeiten auch für militärische Zwecke auszunützen, wird sehr viel Wert auf Geheimhaltung gelegt, so wie bei den inzwischen bekannt gewordenen Experimenten des Hellsehens auf Entfernung – Remote Viewing –, mit dem der amerikanische Geheimdienst schon in den siebziger Jahren gearbeitet hat.

Mit dem oben erwähnten chinesischen Mädchen Yao Zheng gab es offenbar auch verschiedene Episoden von Brandausbrüchen in der Schule, so dass das Rektorat sie von der Schule weisen wollte. Von Prof. Song Kongzhi, dem Leiter des staatlichen Forschungsprogrammes zur Erforschung von «Exceptional Human Functions», wurde Yao Zheng jedoch schliesslich so trainiert, dass sie ihre Verbrennungsfähigkeit unter Kontrolle halten konnte. Hier sehen wir wiederum ein wissenschaftlich erforschtes Phänomen in China, von dem die Parapsychologen schon seit Jahrzehnten berichteten, wenn es um Spukphänomene und um die vorhin genannte Beeinflussung von elektronischen Geräten gegen den Willen der Besitzer und Benutzer ging. Ein weiteres verwandtes Phänomen ist die elektrostatische Aufladung von Kupferplatten durch Heiler, wie sie Elmer Green an der Menninger Klinik nachwies.

Ein weiteres von Yao Zheng produziertes und von der Wissenschaft dokumentiertes Phänomen ist die Entstehung von «Geist-Licht». Bei vielen Heilbegabten ist beschrieben, wie bei Heilvorgängen farbiges, goldenes oder weisses Licht gesehen wird. Dieses «Geist-Licht» ist bei vielen Heilern in verschiedensten Ländern bekannt und kann auch fotografiert werden.

Doch kehren wir nochmals zurück zu den PEAR-Studien. Das gemeinsame, einmalige und unverwechselbare Muster von zwei kooperierenden Versuchspersonen ist ein Ergebnis, das für unsere Medizin weitreichende Bedeutung hat. Es ist quasi auf indirektem Wege bewiesen worden, was grosse Ärzte schon seit langem behauptet haben: Eine individuelle hilfesuchende Person bildet mit einer individuellen ärztlichen oder therapeutischen Person eine jedes Mal einmalige Einheit mit spezifischen Ausprägungen und Wirkungen. Man wird bald nachweisen können, dass jedes von Ärztinnen abgegebene Medikament von der individuellen Arzt-Patienten-Beziehung beeinflusst ist. In der heutigen Medizin vernachlässigen wir diesen Gesichtspunkt, am stärksten bei den grossen statistischen Untersuchungen mit Tausenden von Personen. Jedes statistische Resultat verfälscht und missachtet die konkrete Ärztin-Patienten-Situation, indem in der statistischen Erfassung diese einmalige und für den Heilungsprozess vermutlich entscheidende Konstellation ausnivelliert wird. Dieses Phänomen wird auch in der Komplementärmedizin oft zu wenig beachtet. Manche Homöopathen sind überzeugt, dass die Homöopathie streng objektiven Gesetzen gehorche, sozusagen ein Materialismus auf höherer Ebene, und sie haben noch nicht zur Kenntnis genommen, dass uns diese materielle, vom Menschen unabhängige Objektivität längst abhanden gekommen ist.

In neueren aus den PEAR-Experimenten weiterentwickelten Forschungen werden heute die Wirkungen sogenannter grosser mentaler Felder untersucht. Bereits ist gezeigt worden, dass nicht nur zwei Personen, sondern auch eine grosse Menge von Menschen ein gemeinsames mentales Feld bilden können. Eine Gruppe in einem Raum kann also je nachdem eine Wirkung von Harmonie oder Disharmonie oder anders gesagt von Ordnung oder Unordnung erzeugen. Dieses Feld dürfte seine Auswirkungen bis in die physischen Atome aller Menschen, aber auch der Gegenstände haben. Das ist vermutlich das, was sensitive Menschen als bessere oder schlechtere Schwingung in einem Raum wahrnehmen. Man untersucht jetzt die ordnende Kraft von Massenveranstaltungen oder von Ereignissen, die eine grosse Aufmerksamkeit von Leuten auf sich ziehen. Jedem Fussballspieler und Fussballfan ist die Bedeutung der Publikumsunterstützung bekannt. Vieles weist darauf hin, dass nicht nur der Lärmpegel die Unterstützung bewirkt, sondern dass eben ein mentales Feld geschaffen wird, das die Mannschaft mehr oder weniger trägt.

Anlässlich des tödlichen Unfalles von Prinzessin Diana wurde berichtet, dass verschiedene Menschen sie nach ihrem Tod als Gestalt gesehen hätten, so wie über die Jahrhunderte von Marienerscheinungen berichtet wird. In der Presse machte man sich über diese Menschen lustig, die eine Normalsterbliche als Heilige sehen wollten. Macht man sich jedoch mit dem Konzept des mentalen Feldes, wie es Dunne und Jahn nachgewiesen haben, vertraut, wird die Sache nicht mehr so unwahrscheinlich. Man nimmt an, dass mindestens 600 Millionen Menschen um Prinzessin Diana trauerten und die Berichte im Fernsehen, insbesondere die Begräbniszeremonie, mitverfolgten. Man stelle sich die Stärke eines mentalen Feldes vor, das von 600 Millionen Menschen erzeugt wird. Hier spielt die Person von Diana vermutlich mehr als Brennpunkt für dieses geistige Feld eine Rolle, das natürlich durch ihre persönliche Ausstrahlung, ihr Auftreten und die Übermittlung durch die Medien geprägt wurde. So wie ein einzelner Mensch eine Person vor seinen Augen entstehen lassen kann, als schwacher Effekt, so dürfte ein grosses Kollektiv von Menschen eine Gestalt so stark werden lassen, dass sie für sensitive Menschen wahrnehmbar wird. Es dürfte hier eine Wechselwirkung zwischen der bewunderten, verabscheuten oder angebeteten Person und der Masse der Menschen stattfinden. Möglicherweise ist mindestens ein Teil der Marienerscheinungen und der durch sie berichteten Heilungen auf einen solchen kollektiven Einfluss zurückzuführen.

Der «Random Event Generator» (REG), wie er für die PEAR-Forschung entwickelt wurde, war bei der Beerdigung von Prinzessin Diana bereits an zwölf verschiedenen Orten über den Globus verteilt aufgestellt worden. Die Ausschläge anlässlich der Trauerzeremonie erreichten eine Stärke, wie sie zufällig höchstens in einem von hundert Abläufen vorkommen. Inzwischen sind im Rahmen des GCP, des «Global Consciousness Project», vierzig REGs weltweit aufgestellt. Anlässlich des Terroranschlags vom 11. September 2001 in den USA erreichten die Ausschläge wiederum eine Stärke, wie sie statistisch höchstens in fünf von hundert Abläufen auftritt. Signifikante Abweichungen ergaben sich übrigens auch bei einer Vielzahl weiterer Ereignisse: beim Papstbesuch in Israel / als am 12.12.2000 der Oberste Gerichtshof der USA die Entscheidung verkündete, wer der neue Präsident sei / am 14.9. 2001, als weltweit zu einer Gebetsminute für die Opfer der Terroranschläge vom 11.9. aufgerufen worden war / am 22.11.2001 beim Konzert vieler berühmter Musiker für die Betroffenen / am 16.11. 2001 beim Beginn des islamischen Fastenmonats (weitere Informationen finden Sie unter http://noosphere.princeton.edu oder unter www.psy.uva.nl/eJAP). Wie die Ausschläge allerdings interpretiert und verstanden werden können, ist eine andere Frage. Jedenfalls sind sie ein starkes Indiz dafür, dass wir Menschen auch kollektive mentale Felder bilden, die bis in die materiellen Systeme hineinwirken. Nichts anderes als was die jahrtausendealten Weisheitstraditionen behaupten.

Seit Jahrzehnten wird der geistige Einfluss von Menschen auf lebendige Organismen untersucht. Früher waren es die Parapsychologen, die mit besonders heilbegabten Personen arbeiteten.

Heute sind diese Forschungen jedoch von vielen Psychophysiologen aufgegriffen worden, die zum Teil mit besonders begabten, zu einem grossen Teil aber auch mit durchschnittlichen Versuchspersonen arbeiten. Es besteht kein Zweifel, dass wir genauso gut wie Maschinen oder sogar besser auch Enzyme und Zellen beeinflussen können, seien sie in- oder ausserhalb unseres Körpers. Auch mit Viren und Bakterien sind Versuche gemacht worden; die Ergebnisse sind ähnlich. Zum Beispiel sind Blutzellen in Reagenzröhrchen mit einer wässrigen Lösung versetzt worden, deren Salzgehalt niedriger ist als in unserem Körper. Unter diesen Bedingungen schwellen die Zellen an, weil sie notgedrungen Flüssigkeit aufnehmen müssen, und schliesslich zerplatzen sie. Es gelingt auf geistigem Wege, solche Zellen vor dem Zerplatzen zu schützen. Interessanter-, aber eigentlich nicht überraschenderweise, können die körpereigenen Zellen besser geschützt werden als fremde. Es ist einleuchtend, dass zu den körpereigenen Zellen eine besondere Resonanz besteht. 1993 wurde unter der Leitung der «United States Army Intelligence and Security Command», eines Nachrichtendiensts der US-Streitkräfte, ein besonderes Experiment durchgeführt. Leukozyten (weisse Blutzellen) aus der Mundschleimhaut eines Freiwilligen wurden konzentriert und in ein Reagenzglas gegeben. Die Zellen wurden dann an einen Polygraphen, das heisst an einen Apparat, der die elektrische Aktivität der Zellen misst, angeschlossen. Der Spender der Leukozyten sass in einem anderen Raum, also getrennt von den Zellen, wo man ihm ein Video mit zahlreichen Gewaltszenen vorführte. Während die Versuchsperson die gegenseitige Abschlachterei am Bildschirm verfolgte, registrierte die Polygraphensonde in den sich im anderen Raum befindenden Zellen eine aussergewöhnliche Erregung. Spätere Experimente trennten Spender und Zellen bis auf eine Distanz von 75 km, ohne dass sich die Resultate abgeschwächt hätten. Die separierten Zellen reagierten noch zwei Tage nach der Zellentnahme uneingeschränkt. Offensichtlich blieben sie energetisch und nicht-lokal mit dem Spender verbunden; sie erinnerten sich offenbar daran, von wem sie stammten. Diese nicht-lokale und über die Zeit dauernde Verbindung hat grosse Ähnlichkeit mit der nicht-lokalen Verbindung zweier Photonen, die in entgegengesetzte Richtungen losgeschickt werden, wie im nächsten Kapitel zu lesen ist.

Unzählige Studien befassen sich mit der Beeinflussung von Tieren. Eines der ausführlichsten Experimente zur geistigen Beeinflussbarkeit von Lebewesen wurde in den sechziger Jahren von Prof. Bernhard Grad an der McGill University in Montreal durchgeführt. Prof. Grads Idee war, herauszufinden, ob die Wirkung der Heiler eine tatsächliche Grösse sei oder nur dem sogenannten Placebo-Effekt, einer durch den Glauben der Patienten verursachten Wirkung, entspreche. Er arbeitete deshalb nicht mit Menschen, sondern mit Mäusen. Diese wurden mit einer jodfreien Diät ernährt und dem Wasser wurde Thiourazil beigefügt, um das Schilddrüsenhormon zu blockieren. Auf diese Weise wurden bei den Mäusen Kröpfe erzeugt. Das Experiment arbeitete mit verschiedenen Kontrollgruppen. Die einen wurden gar nicht behandelt, andere wurden mit einem elektro-thermischen Bad beeinflusst, das die Wärme von menschlichen Händen imitierte. Eine dritte Kontrollgruppe wurde von Menschen ohne bekannte Heilkräfte einfach in die Hände genommen. Ausserdem wurden alle Mäuse anfänglich durch das Laborpersonal in den Händen gehalten, um das Mass der Aufregung oder Beruhigung bei allen Gruppen ausgeglichen zu halten. Die Versuchsgruppe wurde von einem Heiler behandelt; diese Mäuse zeigten nach 14 Tagen signifikant weniger Kropfwachstum als die Mäuse der Kontrollgruppen. In einer interessanten Variation des Experimentes wurden die einen Mäuse mit vom Heiler behandelter Baumwolle im Käfig ausgestattet, während die Kontrollgruppe gewöhnliche, vom Heiler nicht «energetisierte» Baumwolle erhielt. Auch hier zeigte die Experimentalgruppe signifikant weniger Kropfentwicklung. Dieses letztere Experiment weist auf die mögliche Wirkung von Amuletten hin.

In einem anderen Experiment von Grads Forscherteam wurden den Mäusen münzgrosse Wunden auf dem Rücken zugefügt. Mit einer anspruchsvollen Methode wurde die Grösse der Wunden in den verschiedenen Gruppen bestimmt. Der Unterschied sei aber von blossem Auge höchst eindrücklich wahrzunehmen gewesen und habe sich auch in der statistischen Analyse entsprechend deutlich dargestellt: Die vom Heiler behandelte Mäusegruppe hatte eine signifikant schnellere Wundheilung. Diese Experimente von Grad wurden später unter strikt doppelblinden Bedingungen von anderen Forschern mit ähnlichem Ergebnis wiederholt.

Grad machte auch Experimente, in denen er verschiedene Proben von Wasser einerseits Personen mit einem sogenannten grünen Daumen zu halten gab, andererseits depressiven Patienten. Diese Lösungen wurden für Samenkeimung verwendet und sowohl untereinander wie mit Kontrollproben, die normales Wasser erhielten, verglichen. Das Wasser von Personen mit grünem Daumen zeigte erhöhtes, das von depressiven Patienten verzögertes Wachstum. Grad hatte damit demonstriert, dass irgendeine Art von heilendem energetischem Einfluss durch das Glas aufs Wasser übertragen werden konnte und zu beschleunigtem Samenwachstum führte. Eigentlich ist die Beeinflussbarkeit von Materie, nämlich Wasser, durch menschliche Hände damals schon nachgewiesen worden. Die Infrarot-Absorptions-Spektrometrie zeigte, dass die Wassermoleküle, wie in den früher genannten chinesischen Experimenten, eine subtile Veränderung im Bildungswinkel aufwiesen. Diese Veränderung wiederum beeinflusst die Hydrogenbildung, das heisst die Art, wie die Wassermoleküle sich in Lösungen untereinander aufreihen, und führt zu verändertem Steigungsvermögen des Wassers in Pflanzen. Ausserdem konnte eine messbare Abnahme der Oberflächenspannung beim Wasser nachgewiesen werden. Prof. Robert Miller in Atlanta bestätigte Grads Resultate und fand eine signifikante Ähnlichkeit zwischen der energetischen Wirkung von magnetischen Feldern und den Feldeffekten, die Geistheiler bewirkten. Er konnte nachweisen, dass sowohl die von Magnetfeldern wie von Geistheilern bewirkte sogenannte Überschussenergie des Wassers innerhalb von 24 Stunden langsam wieder verschwand und die Oberflächenspannung sich normalisierte. Wenn das vom Heiler oder Magnetfeld behandelte Wasser in ein Stahlgefäss gegeben wurde, verschwand die Energie innert Minuten. Diese Versuche können als Vorläufer sowohl der PEAR-Experimente wie der chinesischen Studien angesehen werden.

Miller machte ausserdem Experimente mit Kristallisationen von Kupfersulfat, das unbeeinflusst in sogenannte monokline Kristalle von jadegrüner Farbe kristallisiert; die gleiche Lösung, vom Heiler vorbehandelt, ergibt jedoch eine Art groben Kies in türkisblauer Farbe.

Einer der renommiertesten Forscher auf diesem Gebiet, Dean Radin vom «Consciousness Research Institute» der Universität Nevada, der nicht nur die amerikanische Regierung, sondern auch Firmen wie AT&T, Contel u.a. berät, errechnete in einer Übersichtsarbeit (einer sogenannten Metaanalyse von 131 einzelnen Studien), dass der Effekt von geistiger Einwirkung auf lebende Organismen um ein Mehrfaches stärker war als derjenige aus zwei konventionellen, multizentrischen Medikamentenstudien. Diese untersuchten die Wirkung von Aspirin und Propranolol, einem sogenannten Betablocker, wobei bereits vor Studienabschluss sowohl Aspirin wie Propranolol auch an Personen ausserhalb der Studie abgegeben wurden, da es aufgrund der Effektstärken als unethisch beurteilt wurde, die Medikamente weiteren Patientinnen vorzuenthalten.

Auch hier bestätigt die systematische Forschung, was aus dem klinischen Alltag bekannt ist: Auf mentalem Wege können sehr starke Wirkungen erzielt werden.

Viele Menschen, die schon mit besonders heilbegabten Personen zu tun hatten, wissen um die verrückten Phänomene, dass bestimmte Personen Samen in ihrer Hand innert Minuten spriessen lassen können oder Blumen in einigen Metern Entfernung fast in Sekundenschnelle zum Verdorren bringen. Die Geschichte von Jesus, der einen Feigenbaum, der keine Frucht trug, im Moment zum Verdorren brachte, hat durch manche begabte heutige Geistheiler Bestätigung erfahren. Auch wenn der Symbolgehalt dieser biblischen Erzählung gross ist, scheint sie sich gleichwohl genauso auf der konkreten physischen Ebene abgespielt zu haben. Aus China wird ebenfalls berichtet, dass Samen in der Hand spriessen und Pflanzen im Moment verdorren zu lassen zu den Routineübungen und -leistungen der chinesischen Kinder mit «Exceptional Human Functions» (EHF) gehört.

Ärzte und Journalisten haben sich alle Mühe gegeben, die philippinischen Geistchirurgen als Schwindler zu enttarnen. Tausendfache Erfahrungen durchaus kritischer Menschen auf den Philippinen, aber auch in England, Russland oder Brasilien, lassen keinen Platz mehr für vernünftige Zweifel daran, dass es grundsätzlich möglich ist, ohne Skalpell und Schere Krankheiten oder Krankheitsherde aus dem menschlichen Körper zu entfernen auf einem Wege, den wir allerdings noch sehr wenig verstehen. In Russland arbeiten gewisse Geistheiler durchaus mit Skalpell, allerdings ohne jegliche Anästhesie und ohne sterile Arbeitsbedingungen und auch ohne Blutstillung, wie sie in unseren Operationssälen üblich und notwendig ist. Die Menschen kommen zum Teil an offiziellen Versammlungsorten zum Heiler, legen sich auf den Tisch und lassen sich ohne jegliche Vorbereitung und Vorsichtsmassnahme Tumore entfernen.

Der grosse englische Heiler Harry Edwards, dessen Autobiografie mit zu den Büchern gehört, die jetzt in den USA die Liste derjenigen anführen, die sich am längsten auf den Bestsellerlisten halten konnten, hat Erfahrungen, wie sie jetzt aus China und anderen Ländern berichtet werden, schon anfangs der sechziger Jahre beschrieben: «Viel wurde unter Heranziehung der psychologischen Wissenschaft geschrieben, um zu zeigen, dass die Geistoperateure Kräfte anwenden, um die Materie zu verändern. Wir sehen dies in dem Phänomen bei dem Apport (Heranbringen, Erscheinen lassen) von Gegenständen. Dabei wird der Gegenstand aus seiner physikalischen Beschaffenheit in einen anderen Zustand ausserhalb der physikalischen Gesetze verwandelt. Beim Apport wird der Gegenstand in einem Augenblick an einen weit entfernten Platz gebracht, er wird nicht durch Reibung oder durch Hitze beschädigt; er wandert durch feste Wände und im Sitzungsraum wird er in seinen früheren physikalischen Zustand zurückverwandelt. Dies kann mit verschiedenen Arten des Stoffes durchgeführt werden, zum Beispiel auch mit lebendem Gewebe. Lebende Vögel und Fische sind schon so apportiert worden.»

5. Spiritualität und Naturwissenschaften

Wenn manchmal gesagt wird, die Physiker glaubten schon längst wieder an Gott, die Mediziner hingegen nicht, die würden nur an die Physiker glauben, so stimmt dieser Satz leider nicht. Würden die Mediziner die Welt so sehen wie die Quanten- und die Vakuumphysik das postulieren, würden die Forschungsmethoden sich radikal ändern und einige Erkenntnisse, die nur mit dem Konzept des nicht-lokalen Bewusstseins einzuordnen sind, würden Anerkennung finden.

Nach der neuen quantenphysikalischen Theorie der Dekohärenz braucht es zur Beschreibung der Wirklichkeit unabdingbar die drei Grössen Objekt, Umgebung und Bewusstsein. Jede Wahrnehmung oder Messung bestimmt und fixiert einen Zustand, macht ihn quasi materiell, der vorher nur als Potenzial oder mehrwertige Möglichkeit vorhanden war. Wenn wir also messen und wahrnehmen, begegnen wir nicht einer objektiven Tatsache, sondern bestimmen mit unserer Einstellung und unserem messenden Vorgehen, welche von mehreren Zustandsmöglichkeiten Wirklichkeit werden soll. Darin eingeschlossen ist die von Physikern anerkannte Tatsache, dass unsere mentale Aktivität immer mit den physikalischen Prozessen unserer lokalen oder nicht-lokalen Umwelt interagiert. Der Kernphysiker und Molekularbiologe Jeremy Hayward formulierte: «Manche durchaus noch der wissenschaftlichen Hauptströmung angehörende Wissenschafter scheuen sich nicht mehr, offen zu sagen, dass Bewusstsein oder Gewahrsein neben Raum, Zeit, Materie und Energie eines der Grundelemente der Welt sein könnte, vielleicht sogar grundlegender als Raum und Zeit. Es war vielleicht ein Fehler, den Geist aus der Natur zu verbannen.» Lange Zeit wurden die Erkenntnisse der Quantenphysik in den übrigen Wissenschaften und in weiten Gebieten der Physik selbst ignoriert, da man eine grundsätzliche Verschiedenheit zwischen der quantenphysikalischen Mikrowelt und der anscheinend mechanistisch funktionierenden Makrowelt annahm. Diese Zeit scheint vorbei zu sein. Immer mehr gewinnt die Überzeugung Boden, dass die Erkenntnisse aus der Quantenphysik auch für unsere Makrowelt, insbesondere für den Menschen gelten.

In der Physik sind zahlreiche wissenschaftliche Phänomene anerkannt, die eine aus unserer Alltagsperspektive «verrückte» Quantenwelt unleugbar machen. Dass diese Wirklichkeit auch in der Makrowelt gilt, bezeugt sogar der berühmte Vakuumphysiker John A. Wheeler von der Princeton University: «Viele Physiker hofften, dass die Welt in gewissem Sinne doch klassisch sei – jedenfalls frei von Kuriositäten wie grossen Objekten an zwei Orten zugleich. Doch solche Hoffnungen wurden durch eine Serie neuer Experimente zunichte gemacht. Auch das einfache Doppelspalt-Experiment, bei dem Photonen oder Elektronen nach Passieren zweier Spalten ein Interferenzmuster erzeugen – der typische Quanteneffekt überhaupt –, wurde im Laufe der Zeit mit immer grösseren Objekten wiederholt: mit Atomen, kleinen Molekülen und kürzlich sogar mit Kügelchen aus 60 Kohlestoffatomen.» Der international renommierte österreichische Physiker Anton Zeilinger hält es für möglich, das Doppelspalt-Experiment auch mit Viren durchzuführen. Tegmark und Wheeler schreiben: «Nicht nur, dass ein Photon an zwei Orten zugleich sein kann – die Experimentatoren können sogar im Nachhinein auswählen, ob das Photon sich an beiden Orten aufgehalten hat oder nur an einem der beiden.»

Diese Wiedereinführung des Geistes in die ehemals als «objektiv» definierten Naturwissenschaften mutet bereits spirituell an. Wenn dann von gewissen Physikern gesagt wird: «Im Inneren der Natur beziehungsweise des Atoms treffe ich auf mich selbst», ist die Verbindung zu manchen spirituellen Schulen direkt hergestellt. Es erstaunt deshalb auch nicht, wenn der Wissenschaftshistoriker

Ernst Peter Fischer an der Universität Konstanz fordert, die sinnliche Erkenntnis, das Verstehen mit dem Herzen, die Ästhetik oder, mit anderen Worten, die Kunst sei in die Welterkenntnis wieder zu integrieren. Wir haben vor Augen, dass die Welt mit jeder Messung verändert beziehungsweise geschaffen oder, nach einer anderen, neueren Theorie, eine bestimmte Welt aus verschiedenen möglichen Parallelwelten ausgewählt wird. Die Existenz einer vermeintlich objektiven Welt gibt es nicht mehr. Der Mensch geht aber nicht zurück, sondern einen Schritt vorwärts, und erkennt sich als Mitschöpfer der existierenden und der zukünftigen Welt zum Guten und zum Schlechten. Ernst Peter Fischer stellt sehr schön dar, wie die Auflösung des mechanistischen, kausal determinierten und linear ablaufenden Weltverständnisses im zwanzigsten Jahrhundert Schritt für Schritt erfolgte. Zuerst kam mit Max Planck die Einführung der Unstetigkeit im Rahmen der Quantenlogik, später mit Werner Heisenberg die Unbestimmtheit, eben das Vorhandensein von Wahrscheinlichkeiten oder eines Potenzials. Wenig später kam mit dem österreichischen Mathematiker Kurt Goedel die Unentscheidbarkeit hinzu, durch das Aufzeigen mathematischer Sätze, die nicht entscheidbar sind. Und nach einer längeren Pause folgte schliesslich mit der Chaostheorie die Unvorhersagbarkeit, das heisst, dass sich ein komplexer Vorgang in unserer Welt nie in genau identischer Weise wiederholt. Das Beispiel des immer wieder zitierten Quantenschmetterlings erinnert uns daran, dass ein Impuls, so schwach wie der Flügelschlag eines Schmetterlings, einen Tornado auslösen kann oder dass die Gravitationswirkung eines Menschen genügt, um einen so einfachen Vorgang wie den geraden Stoss auf die erste von einem Dutzend in einer geraden Linie aufgereihten Billardkugeln unberechenbar zu machen, so dass bereits die elfte Kugel verfehlt werden kann.

Im Innersten der Natur, im Innersten des Atoms begegne ich mir selbst, meinem Geist, meiner Schöpferkraft, meiner Ästhetik. Alle in der Medizin Tätigen müssten diesen Satz tagtäglich unzählige Male wiederholen und sie würden das geistige Heilen verstehen. Diese harte, träge und tote Materie würde sich auflösen, würde sich in etwas Geistbehaftetes verwandeln, das von uns verwandelt werden kann. Lebende Organismen sähen wir als etwas, das wir mit unserem kalten Intellekt und entsprechenden Apparaten festnageln könnten zu etwas Trägem und Totem, das wir mit der Kraft unseres Herzens aber ebenso lebendig werden lassen könnten. Würden wir die angehenden Ärzte trainieren, in den Vorstellungen der Quanten- und der Vakuumphysik zu denken und zu fühlen, die Medizin würde Riesenschritte nach vorne machen und aufhören, ein Meer chronisch kranker Menschen zu produzieren, die nicht nur mehr und mehr leiden, sondern auch mehr und mehr kosten. Die Spiritualität ist verloren gegangen, als wir anfingen zu glauben, Gott sei ausserhalb von uns und der Raum sei ein leeres Gefäss um uns herum. Die Zeit laufe ab wie eine Sanduhr, die Materie sei tot, fest und träge und die ganze Natur funktioniere nach starren Gesetzmässigkeiten. Wir haben lange nicht gemerkt, dass wir selber die Natur so gemacht haben mit unserem Glauben, unseren Ideen und unseren Messungen, und jetzt sehen wir mit zunehmender Beunruhigung, was wir dadurch mit dieser Welt angerichtet haben. Die meisten von uns haben zwar intellektuell in der Schule gelernt, dass die Materie nicht etwas Festes und Dichtes ist, aber wir haben diese Erkenntnis nicht umgesetzt. Wir zählen und messen immer noch in der Art, als wären die Abläufe kausal determiniert, linear und wiederholbar. Weil wir grobmaterielle und maschinelle Systeme erschaffen können und sie mit befriedigender Genauigkeit funktionieren, haben wir geglaubt, wir könnten uns Menschen und die gesamte Natur so kontrollieren. Wird es uns gelingen, unsere Lebendigkeit wieder zu entdecken, unsere Kreativität, aber auch unsere Fürsorge, unsere Liebe und unsere Verantwortung für eine lebendige Welt und eine lebendige Erde?

Um die Nähe zwischen moderner quanten- oder vakuumphysikalischer Welttheorie und spirituellen Überlieferungen aufzuzeigen, sollen entsprechende Texte nebeneinander gestellt werden.

Der Physiker David Bohm, Freund und Kollege von Albert Einstein, hat als einer der ersten das Modell eines einheitlichen in sich verbundenen Universums entworfen und die Unterscheidung zwischen der manifesten Welt und der nicht-manifesten Ordnung eingeführt. Er schreibt dazu: «In der nicht manifesten Ordnung ist alles eins. Da gibt es keine Trennung in Raum und Zeit. Das gilt für die gewöhnliche Materie und sogar noch mehr für die subtile Materie, die Bewusstsein ist. Wenn wir vom Ganzen getrennt sind, dann deswegen, weil wir weitgehend an der manifesten Welt als der grundlegenden Wirklichkeit festhalten. Das Wesentliche der materiellen Welt besteht ja darin, separate Einheiten wirklich zu haben, die dann natürlich wechselseitig aufeinander einwirken. In der nicht manifestierten Wirklichkeit durchdringt sich alles gegenseitig, hängt alles miteinander zusammen. Deshalb sagen wir auch, dass das Bewusstsein der Menschheit ganz in der Tiefe eins ist. Das ist eine Gewissheit, weil selbst die Materie im leeren Raum eins ist. Wir sehen das deshalb nicht, weil wir uns selbst dafür blind machen.»

Der Quantenphysiker und Molekularbiologe Jeremy W. Hayward schreibt: «Die Elektron-Positron-Paare springen ständig aus dem virtuellen Ozean heraus und wieder in ihn zurück. Und dieses ständige Auftauchen und Abtauchen unbezifferbar vieler Elektron-Positron-Paare hinterlässt Energie in unserer realen, erfahrbaren Welt. Diese sogenannte Energie des leeren Raumes, in Wirklichkeit vom Ozean virtueller Teilchen ausgehend, hat man Vakuumenergie genannt. Man spricht auch von Nullpunkt-Energie, weil diese Energie auch am absoluten Temperatur-Nullpunkt noch vorhanden ist, wo es keinerlei Wärme- oder sonstige Energie mehr gibt.

Energie gibt es also auch im völlig materiefreien Raum. So viel sogar, dass einer Berechnung zufolge ein Fingerhut voll Raum genügend Nullpunkt-Energie enthält, um alle Weltmeere verdampfen zu lassen.

Jahrzehntelang hat man gedacht, die Vakuum-Energie sei eine sehr esoterische Sache und nur für Berechnungen im Bereich des Allerkleinsten von Bedeutung, nicht aber für unsere reale Welt. Dann aber haben Hal Puthoff und seine Mitarbeiter zeigen können, dass diese Energie wohl doch auf der Makro-Ebene wirksam wird. So zeigten sie, dass Materie in ihrem Grundzustand nicht statisch und inaktiv ist, sondern ständig mit der Nullpunkt-Energie interagiert. Diese Energie ist sogar notwendig für die Aufrechterhaltung der Struktur gewöhnlicher Atome. In Puthoffs Worten: 'Zieh den Stecker aus der Nullpunkt-Energie, und alle atomaren Strukturen fallen in sich zusammen.' Und das hiesse natürlich, dass unsere gesamte Welt in sich zusammenfallen würde. Weiterhin zeigte Puthoff, dass die allen Körpern eigene Trägheit – die Tatsache, dass ein Kraftaufwand notwendig ist, um sie in Bewegung zu setzen und dass sie sich dann weiterbewegen, bis eine andere Kraft sie anhält – eigentlich der Widerstand ist, den die Nullpunkt-Energie der Bewegung entgegensetzt. Puthoff sieht darin einen sehr grundlegenden Befund, der eine klare Beziehung zwischen der Nullpunkt-Energie und der gewöhnlichen Welt der Dinge herstellt.

Puthoff und seine Kollegen haben die Existenz dieser Energie experimentell nachgewiesen und entwerfen jetzt sogar Apparate, die diese Energie aus dem Vakuum gewinnen sollen. Sie haben sogar Patente angemeldet, so überzeugt sind sie von der Durchführbarkeit des Projektes. Nach Puthoffs Privatmeinung ist die Nullpunkt-Energie der physikalische Ausdruck des 'allgegenwärtigen, alles durchdringenden Energie-Ozeans, der alle Phänomene zusammenhält und trägt und in ihnen manifest wird.' Sie ist auch das, was Mensch und Kosmos verbindet und daher stets – ausser in der wissenschaftlich geprägten Moderne – einen festen Platz im Bewusstsein der Menschen hatte. 'Dieser vorwissenschaftliche Begriff von kosmischer Energie', sagt Puthoff, 'tritt in vielen Traditionen unter vielen Namen auf, wie zum Beispiel Chi beziehungsweise Qi und Ki (Daoismus), Prana (Yoga), Mana (Karuna), Baraka (Sufi) Elan vital (Bergson) und so weiter.'

Wang Shihuai, ein konfuzianischer Weiser des sechzehnten Jahrhunderts, würde Puthoff beipflichten. Er schreibt: 'Der Essenz der Phänomene hängt man den Namen Geist an. Dem Wirken des Geistes hängt man den Namen Phänomene an. In Wirklichkeit ist da nur eines ohne Unterschied von innen und aussen, von dies und das. Was das Universum erfüllt, ist sowohl ganz Geist als auch ganz Phänomene. Die Schüler akzeptieren als Geist den kleinen Schubladen-Geist, den sie vage als innen empfinden; und als Phänomene die Vielfalt der ausserhalb ihres Körpers sich mischenden Dinge und Ereignisse. So folgen sie dem Äusseren oder konzentrieren sich auf das Innere und bringen die beiden nicht zusammen. Das wird nie ausreichen, um den Pfad zu betreten.' Was für ausserordentliche physische Wirkungen die spirituelle Energie haben kann, berichten zahlreiche Geschichten von Meistern des Chi Gong oder Tai Chi.» Soweit Jeremy Hayward.

Nach Wang Shihuai, aber vor Puthoff, hat noch ein anderer auf diese Zusammenhänge hingewiesen. Wenn wir uns erinnern, dass früher die Vakuum- oder Nullpunktenergie auch Äther genannt wurde, so dürfen wir mit Bewunderung lesen, was einer der grössten Heiler der Moderne, Harry Edwards, der schon in vorigen Kapiteln erwähnt wurde, Jahrzehnte vor Puthoff geschrieben hat: «Von den Bewegungen der Energie kam man auf das Wort 'Schwingung', um damit zu zeigen, dass alle Materie schwinge. Wir gehen einen Schritt weiter und behaupten, die Energien im Atom sind Ätherschwingungen, also Ätherkraft. Die energiebildenden Kräfte im Atom sind selbst Ätherschwingungen. Aus dem Äther-Kraftfeld, das die Geistoperateure im Sitzungsraum erschaffen, entstehen aus Atomen aufgebaute psychische 'Gebilde'.»

David Bohm hat schon vor Puthoffs experimentellem Nachweis der Vakuumenergie ein holografisches Universum postuliert. Eine Holografie entsteht, wenn wir mit zwei geteilten Strahlen von kohärentem Licht, sprich Laserlicht, ein Objekt fotografieren. Die so erzeugte holografische Fotografie, das Hologramm, enthält in jedem Teil des Bildes alle Informationen über das Ganze. Wenn wir ein Hologramm von einem Apfel beispielsweise in vier Stücke schneiden, erhalten wir vier kleinere Bilder mit dem ganzen Apfel darauf. Im holografischen Universum ist jeder Aspekt für sich ein Ganzes, ein vollständiges Sein, ein für sich bestehendes umfassendes System, das alle Information über sich selbst und das übergeordnete Ganze enthält, von dem es gleichzeitig ein Teil ist. Neuere Arbeiten zeigen, dass solche ganzheitliche Systeme, auch Holons genannt, durch ein in ihnen selbst liegendes Evolutionspotenzial immer höhere Ordnungszustände erreichen können. Sie ordnen oder organisieren sich also selbst. Die wunderbare Ordnung in der Natur ist jetzt auch durch die Naturgesetze der Wissenschafter gedeckt!

Das holografische Modell des Universums geht davon aus, dass jeder Aspekt des Universums «bewusst» ist. Damit verschwindet die starre Trennungslinie zwischen bewussten und nicht-bewussten sowie lebenden und nicht-lebenden Systemen, alles ist damit in einer fundamentalen Weise lebendig und mit einer geistigen Qualität versehen. Viele der grossen Physiker, die in den zwanziger und dreissiger Jahren, als die Quantenphysik sich entwickelte, über diese Dinge nachdachten, kamen zu ganz ähnlichen Ergebnissen, unter anderen auch der Schweizer Physiker und Nobelpreisträger Wolfgang Pauli, der über viele Jahre in intensivem Gedankenaustausch mit C.G. Jung stand. Für ihn war der einzig akzeptable Standpunkt, dass die beiden Seiten der Wirklichkeit – die quantitative und die qualitative, die physische und die psychische – miteinander vereinbar sein müssen. Befriedigend, sagte er, könne nur ein Weltbild sein, das Körper und Seele oder Materie und Geist als komplementäre Aspekte derselben Wirklichkeit erkenne. Ebenso könnte man den österreichischen Physiknobelpreisträger Erwin Schrödinger oder seinen Kollegen Arthur Eddington zitieren.

Und der Biologe und Nobelpreisträger George Wald schrieb 1988: «Vor ein paar Jahren gewann ich den Eindruck, dass sehr verschiedenartig erscheinende Probleme auf einen gemeinsamen Nenner gebracht werden können unter der Hypothese, dass der Geist nicht etwa – wie ich bisher gedacht hatte – eine sehr späte und auf Organismen mit hochkomplexem Nervensystem beschränkte Entwicklung in der Evolution des Lebendigen darstellt, sondern dass Geist immer schon vorhanden war und dieses Universum überhaupt nur deshalb Leben hervorgebracht hat, weil der immer und überall vorhandene Geist es dazu anleitete. Das heisst doch am Ende, dass man der Materie ebensowenig einen geistigen Aspekt absprechen kann wie den Elementarteilchen Welleneigenschaften. Geist und Materie sind die komplementären Aspekte der einen Wirklichkeit.»

Damit machen die Physiker wiederum eine Feststellung, wie sie in den Weisheitstraditionen schon seit Jahrhunderten überliefert ist und die mit den Aussagen vieler heutiger Hellsichtiger übereinstimmt, die jedoch von den Vertretern der alten mechanistischen Ordnung nur als esoterische Spinnerei begriffen werden können.

Solche Aussagen sind beispielsweise von Silvia Wallimann festgehalten, die als Heilerin und Channelmedium über ein halbes Dutzend sehr spirituelle Bücher herausgegeben hat und unter anderem auch über die Zunahme der Naturkatastrophen recht stimmige Voraussagen gemacht hat. In ihrem Buch «Erwache in Gott» ist zu lesen: «Der Urgrund alles Existierenden ist das unfassbare, unpersönliche Sein: unmanifestierter Geist. Um dir ein Bild davon zu machen, stelle dir einen unendlichen Ozean im Zustand dynamischer Ruhe vor. Dabei sei dir aber gleichzeitig bewusst, dass du mit jeder menschlichen Vorstellung das nicht Erfassbare bewertest und begrenzt. Geist ist! Geist lässt sich nicht erklären, auch wenn wir für dein Verständnis für deine Welt der Gegensätze Geist mit Worten wie unendlich, zeitlos, allumfassend und unveränderbar umschreiben müssen. Geist ist die Substanz allen Lebens, die universelle Einheit.

Die Einheit ist die Quelle aller Manifestation. Sie ist und bleibt das ewig unbewusste Sein. Nur die aus ihr entspringende Schöpfung ist veränderlich, ist fliessendes Leben. Alles ist Ausfluss des Geistes, der sich in der Vielfalt manifestiert. Alle Manifestation von Geist ist Materialisation des Schöpfungsgedankens, ist Materialisation von Liebe und Licht in unterschiedlichster Frequenz. Je niedriger die Schwingungszahl, desto dichter das Geschaffene. Aber da alles aus Geist geschaffen ist, stellt Geist das Leben dar in allem, was existiert.

So besteht im manifesten Universum alles aus Geist, dem Vater, und aus Materie, der Mutter. Sie gebären den Sohn, den Aspekt universellen Bewusstseins, in die Materie hinein. Da Materie auch Geist ist, sind Gott Vater, Gott Mutter und Gott Sohn ein und dasselbe, nämlich universeller Geist. Er kennt weder das männliche noch das weibliche Prinzip. Alle Manifestationen stellen Formen ein und derselben Energie dar, da sie aus dem Energieprinzip des Geistes hervorgegangen sind.»

Für nicht Eingeweihte mag es erstaunlich sein, dass eine sensitive Frau wie Silvia Wallimann ohne akademisches Studium sehr ähnliche Aussagen macht, wie wir sie in den neuesten Ansichten der Physik finden.

Gehen wir zurück zu einer der grossen Knacknüsse der modernen Physik, zum Welle-Teilchen-Dualismus der Photonen oder Elektronen. Die Physiker sind sich auch heute, nach weit mehr als 50 Jahren, nicht einig, wie dieser Dualismus gedeutet werden soll. Der Physik-Nobelpreisträger Eugene Wigner sagt: «Was das Elektron vom Wellenzustand in den Teilchenzustand übergehen lässt, ist das Bewusstsein des Beobachters.» Eine vom Bewusstsein des Beobachters unabhängige Wirklichkeit, auch von Photonen oder Elektronen, existiert damit nicht und jede Messung verändert und bestimmt das Gemessene. Das wichtigste Konkurrenzmodell zu Wigners Ansicht ist die sogenannte Vielwelten-Deutung, die Hugh Bryce und Everett de Witt entwickelt haben. Es scheint jedoch, dass die These von Wigner und das Vielweltenmodell in der Theorie der Dekohärenz vereinigt werden können. Die zunächst bizarr anmutende Theorie der Parallelwelten gewinnt nach Zeh, Tegmark und Wheeler zunehmend die Unterstützung der Physiker. Nach diesem Erklärungsansatz existieren alle denkbaren Welten parallel und wir und alles was existiert ebenfalls. Und wie durch die Dekohärenz-Theorie schon beschrieben, lässt unser Bewusstsein eine der unzählig vielen möglichen Welten wirklich werden. Eine statistische Forschung, welche die Individualität des Menschen ausblendet, würde demgemäss die Wirklichkeit im Sinne einer Entindividualisierung verändern beziehungsweise die entsprechende «Welt» auswählen.

Hier wiederum lässt sich die Brücke schlagen zu den spirituellen Überlieferungen der verschiedenen Bewusstseins- oder Wirklichkeitsebenen, der körperlichen, ätherischen, emotionalen, mentalen usw. Dies zu vertiefen würde jedoch den Rahmen des vorliegenden Buches sprengen. Wie Jeremy Hayward ausführt, legt uns die zeitgenössische Physik nahe, dass wir die Welt als ein ungeteiltes Ganzes betrachten müssen: In dieser Ganzheit sind wirklich alle Teile des Universums, auch der Beobachter und seine Instrumente, miteinander verschmolzen und vereinigt. Diese Ganzheit, die Totalität unserer Welt, ist dynamisch und fliessend. Dinge bilden sich aus dieser fliessenden Ganzheit heraus und lösen sich wieder in ihr auf. «Geist und Materie», sagt David Bohm, «sind beide Produkte des Denkens. Vor langer, langer Zeit haben wir Geist und Materie durch Sprache und Denken geschieden und seitdem glauben wir, dass sie tatsächlich verschieden sind.» Wie ähnlich sind doch diese von den Physikern geprägten Sätze mit dem, was das Channel-Medium Silvia Wallimann formuliert.

Jeremy Hayward schreibt weiter: «Den ungeteilten Strom der Ganzheit darfst du dir nicht als eine Art jenseitige Dimension vorstellen, als etwas Abstraktes oder Mystisches, das wir eigentlich nicht erkennen können. So ist es keineswegs. Ganzheit ist eine reale, unmittelbare Erfahrung, eben jetzt. Sie ist diese Erfahrung als Ganzes, bevor dein Denken und Wahrnehmen es in kleine Stücke zerlegt. Du kannst Ganzheit nicht bewusst wahrnehmen, denn so würdest du sie ja in 'Dich' und 'das Wahrgenommene' aufteilen und sie wäre nicht mehr ganz. Aber du kannst der Ganzheit unmittelbar, intuitiv inne sein, wenn du sie nicht aufteilst.» Nach der Ansicht anderer Wissenschafter scheint damit die zum Verständnis des holografischen Systems nötige Vernunft aus einer Mischung von Deduktion (Erkenntnissätze werden sekundär experimentell überprüft), Induktion (aus einer Reihe von Experimenten werden Erkenntnissätze allgemeinerer Gültigkeit formuliert), Intuition, Sinneswahrnehmung und Einsicht zu bestehen, so wie Laien und Wissenschafter tatsächlich in der alltäglichen Praxis zu verstehen suchen. Für dieses umfassende Verstehen wurde auch der Ausdruck «holografische Vernunft» vorgeschlagen. Immer mehr Menschen in- und ausserhalb der Naturwissenschaften erkennen, dass weder die Alltagserfahrungen noch der wissenschaftliche Fortschritt einer einfachen, linearen Logik folgen.

Mit tiefer Achtung erfahren wir, wie beispielsweise die alten Griechen mit dieser Erkenntnis Medizin betrieben haben. Annie Berner-Hürbin schreibt: «In der alten Welt ist gleichsam der Wahrnehmende, der Akt des Wahrnehmens und das Wahrgenommene ein pulsierendes Ganzes. Solch holistische Energiefeldphänomene konnten im Griechischen mit übergeordneten, sogenannten 'zirkulären' Begriffen bezeichnet werden (zugleich Ursache und Wirkung): Die Fähigkeit des Schauenden, der Akt des Schauens und das Geschaute wurden mit einem einzigen Wort, 'gnome' oder 'krisis', bezeichnet. Entsprechend umfasste die alte Heilkunst den Leidenden, den ausgestrahlten Energiezustand (Leiden) und den Arzt-Therapeuten.»

Die mechanistische und materialistische Denkweise der vergangenen Jahrhunderte hat die Evolutionstheorie und die Schöpfungsgeschichte weit auseinander getrieben. Auch hier findet wieder eine Annäherung zwischen Naturwissenschaft und Spiritualität statt. So schreibt Irvin Laszlo: «Die Veränderung von der etablierten zur neuen Sichtweise scheint, soweit es die Biologie betrifft, beträchtlich. Verglichen mit dem klassischen Darwinismus – Standard vom späten 19. bis in die 2. Hälfte des 20. Jahrhunderts – ist die

Sichtweise der neuen Biologie eine ebenso radikale Neuerung wie die jüngsten Vorstellungen der neuen Physik…

Post-Darwinisten finden kleinste, aber wirkungsvolle Verbindungen sowohl zwischen dem Genom und dem Phänotyp (sichtbare Erscheinung) und dessen Umgebung. Reiner Zufall – der das Fehlen von ursächlichen Verknüpfungen voraussetzt – wird nicht mehr länger als ein determinierender Faktor bei der Evolution des Lebens angesehen…

Dieser Aufbau einer DNS-Doppelhelix setzt eine Reihe von Reaktionen voraus, die fein aufeinander abgestimmt sein müssen. Der Mathematiker und Physiker Fred Hoyle wies darauf hin, dass, wäre dieser Prozess Zufall, er so wahrscheinlich wäre wie der, dass ein Hurrikan auf einem Schrottplatz tobt und dabei ein funktionstüchtiges Flugzeug zusammensetzt…

Die Entdeckung der subtilen Zusammenhänge zwischen dem Genom und dem Organismus einerseits und dem Gesamtorganismus und seiner Umgebung andererseits bedeutet, dass die belebte Welt nicht das Schlachtfeld des rücksichtslosen, klassischen Darwinismus ist, auf dem jeder gegen jeden kämpft, jede Spezies, jeder Organismus und jedes Gen mit den anderen um den Vorteil konkurriert. Das Leben entwickelt sich, mit den Worten des englischen Biologen Brian Goodwin, als ein 'heiliger Tanz' der lebenden Organismen mit ihrer Umwelt.»

Und weiter schreibt Laszlo: «Verbindungen in der Natur können nicht im leeren Raum existieren; es muss ein Medium geben, das sie vermittelt. Das Medium braucht nicht aus Materie zu bestehen; es kann ebensogut auf einer Form von Energie basieren. Das Paradigma von Verbindungen solcher Art sind Felder wie das elektromagnetische Feld, die Schwerkraft und die starke und schwache Kernkraft. Ein Bio-Energiefeld ist integraler Bestandteil der Biophysik des Organismus. Leben benötigt eine Abfolge genetisch gesteuerter biochemischer Reaktionen, um den Zellmetabolismus in Gang zu setzen, der die organische Struktur erschafft und die physiologischen Prozesse des Organismus bestimmt.

Der lebende Organismus ist ein kohärentes Gebilde – Bedingungen und Reaktionen, die in einem Teilbereich auftreten, treten auch in anderen Bereichen auf – und seine Kohärenz wird sehr wahrscheinlich nicht durch eine Hierarchie von Kontrollmolekülen sichergestellt. Es ist wahrscheinlicher, dass sie auf systemumfassender Kommunikation basiert, die der Biophysiker Mae-Wan Ho als augenblicklich, lautlos und nichtlokal beschrieb. Augenblickliche, lautlose und nichtlokale Kommunikation setzt ein Feld voraus, das den gesamten Organismus durchdringt.

Die neuste Forschung spricht vom lebenden Organismus als einem makroskopischen Quantensystem, das heisst, ein System, das in der Lage ist, gemeinschaftlich mit Quantenfeldern und -prozessen zu agieren. Von den mikroskopischen Effekten der diskontinuierlichen Natur von Energie und Moment, deren Auftreten auf der atomaren Ebene bekannt ist, nimmt man an, dass sie sich auch auf die makroskopischen Bereiche des Lebens erstrecken. Bestimmte Biomoleküle fungieren als Supraleiter, und es gibt spontan koordinierte, nichtlokale Prozesse, die im gesamten Organismus ablaufen. Letzteres zeigt sich in den Fernwirkungen, die in der klassischen Physik unbekannt waren – Effekte, die nichtlinear und diskontinuierlich und als Wellenfunktionen oder Ordnungsparameter zu beschreiben sind. Forscher vermuten, dass das Bio-Energiefeld des Organismus nicht nur aus den bekannten Kraftfeldern besteht, sondern auch aus den eher esoterischen Feldern wie den Potenzial- oder Quantenfeldern. Letzteres korrespondiert mit dem Informationsfeld, das David Bohm vorgeschlagen hat als das Holofeld oder Hologramm der impliziten Ordnung. Es wird angenommen, dass dieses Feld als Medium der Verbindungen aller Lebensbereiche fungiert.»

Der Feldbegriff wird zuerst immer verwendet, wenn es gilt, eine in ihrer Wirkungsweise noch unbekannte und auf Distanz wirkende Kraft zu beschreiben. Der Begriff der Nichtlokalität – eigentlich ein anderer Begriff für Feld oder Wirkung auf Distanz – hat damit sowohl in die Physik wie auch in die Biologie und in die

Bewusstseinsforschung Eingang gefunden, nicht als Ausdruck wirklichkeitsferner Spekulation, sondern in allen drei Disziplinen mit Experimenten untermauert. Manche der in den physikalischen Experimenten nachweisbaren nicht-lokalen Wirkungen entsprechen verblüffend den in den Gebets- und Fernheilstudien erzielten Resultaten und bekräftigen damit die Überlegungen zum nicht-lokalen Bewusstsein.

Eine andere Disziplin, die sich mit dem Bewusstsein befasst, ist die Hirnforschung, die zur Zeit grosse Fortschritte macht. Durch die sogenannten bildgebenden Verfahren wie Magnetresonanz-Abbildung (MRI) oder Positronenemissions-Tomografie (PET) kann das menschliche Gehirn in faszinierender Weise in Aktion beobachtet werden, ohne dass das Bewusstsein ausgeschaltet ist. Es dürfte bei den Hirnforschern inzwischen unbestritten sein, dass das Gehirn für Wahrnehmung und Bewusstsein als Ganzheit funktioniert, und nicht in der Art einer aus Einzelteilen ohne gegenseitige Information bestehenden Maschine. Der bemerkenswerte Neurochirurge und Neurophysiologe Carl Pribram hat schon vor mehr als zwanzig Jahren, etwa zur gleichen Zeit, als David Bohm das Erklärungsmodell des holografischen Universums entwarf, postuliert, dass das Gehirn ein organisches Hologramm sei, das eben nicht wie zusammengesetzte Teile, sondern als Ganzes funktioniere. Die geistigen oder bewussten Eigenschaften seien ein durchgängiges Organisationsprinzip des Universums, zu dem auch das Gehirn gehöre. Durch diese bewussten oder mentalen Organisationsprinzipien sei der Organismus und damit auch das Gehirn nicht mehr scharf von dem unterscheidbar, was ausserhalb der Begrenzung durch die Haut liege. Im holografischen Bereich stelle jeder Organismus und damit auch das Gehirn in gewisser Weise das Universum dar und jeder Teil des Universums die in ihm enthaltenen Organismen.

Bei der Einführung des Holografie-Modells wurde der Zusammenhang zwischen Hologramm und kohärentem Licht, das heisst Laserlicht, dargestellt. Durch die vom deutschen Biophysiker Fritz-Albert Popp begründete Biophotonen-Forschung wissen wir, dass der Organismus tatsächlich mit kohärentem Licht, also einer Art Biolaser, arbeitet. Popp konnte zeigen, dass die Zellen über kohärentes Licht, und das heisst mit Lichtgeschwindigkeit, miteinander kommunizieren. Zur Bekräftigung des Hologramm-Modells von Carl Pribram für das menschliche Gehirn war der Nachweis von Laserlicht im menschlichen Organismus wichtig. Damit steht auch die Informationsgewinnung im Gehirn beziehungsweise des Bewusstseins auf einer anderen Grundlage. Auch wenn wir den genauen Vorgang der Informationsvermittlung vorerst nur zum kleinsten Teil kennen, bietet sich uns damit doch ein Verständnismodell an, das die Phänomene des nicht-lokalen Bewusstseins in einen ähnlichen Zusammenhang stellt wie die nicht-lokale Wirkung zweier Photonen aufeinander, wie dies durch das EPR, das heisst das sogenannte Einstein-Podolski-Rosen-Paradox, heute bewiesen ist. Das EPR, auch Spinverschränkung genannt, besagt nichts anderes als dass zwei Photonen aus einer gemeinsamen Quelle, die mit Lichtgeschwindigkeit in entgegengesetzte Richtungen davonsausen, in der Weise miteinander in Verbindung bleiben, dass die Bestimmung der Polarisationsrichtung, das heisst der Schwingungsebene, des einen Photons im gleichen Moment auch die Polarisation des anderen Photons bestimmt, auch wenn die beiden inzwischen Lichtjahre voneinander entfernt sind. Wiederum eine Aussage der Physik über Nicht-Lokalität, das heisst eine Wirkung oder Beziehung unabhängig von Raum und Zeit, die von den Weisheitslehren bezüglich Bewusstsein vor Jahrtausenden gemacht wurde und die ebenso durch medial und sensitiv begabte Menschen der heutigen Zeit demonstriert und in den PEAR-Experimenten nachgewiesen wird. Der Genfer Forscher Gisin konnte in der Informationstechnologie diesen nicht-lokalen Effekt der Spinverschränkung bereits über fünfzig Kilometer nachweisen. Man hofft, diesen Effekt in Zukunft für die Sicherung der Datenübertragung nutzbar machen zu können.

Messgeräte zur Bestimmung der Lichtkohärenz werden bereits im Bereich der Qualitätsforschung von Lebensmitteln vermarktet. Offenbar treiben Japan, China und Indien diese Forschung gross voran. Popp konnte zeigen, dass die Kohärenz des von einer Zelle ausgesandten Lichts vom Gesundheitszustand der Zelle abhängt - je gesünder die Zelle, desto kohärenter das von ihr ausgestrahlte Licht. Zum Beispiel ist das Licht eines von einer Freilandhenne gerade gelegten Eis erheblich kohärenter als das Licht von Eiern aus einer Legebatterie. Das Licht aus Krebszellen ist eindeutig weniger kohärent als das gesunder Zellen. Und eine tote Zelle strahlt überhaupt kein Licht aus, während beispielsweise Gemüse im Tiefgefrierer innerhalb von Tagen die Lichtabstrahlung fast vollständig verliert. Menschen mit besonderer Heilbegabung hingegen zeigen eine mehrfach verstärkte Lichtabstrahlung, zum Beispiel von den Händen, in einzelnen Fällen um Zehnerpotenzen stärker als Durchschnittspersonen. Popp vermutet in dem Licht, das sich durch die Zellen ausbreitet, das Medium, das die Kohärenz aller Zellen bewahrt. Das Licht, sagt er, könnte sogar das Trägermedium des Bewusstseins oder der Aufmerksamkeit im Körper sein. Mit dieser Erklärung könnte auch ein Widerspruch der heutigen Hirnforschung aufgelöst werden. Wir wissen nämlich, dass der Weg der Nervenerregung bei einer Sinnesempfindung von den Augen oder einem Finger bis zur Hirnrinde etwa eine halbe Sekunde benötigt. Wer schon einmal einen Film gesehen hat, dessen Dialoge zeitlich nicht sauber mit der Handlung synchronisiert waren, weiss, wie unglaublich verwirrend so eine Zeitverzögerung für unser Wahrnehmen, Bewusstsein und Handeln ist. Manche Hirnforscher postulieren, das Hirn würde diese halbe Sekunde benötigter Zeit in unserem Bewusstsein unterdrücken und uns damit die «Illusion» ermöglichen, im Augenblick und in der Peripherie, also dort wo beispielsweise unsere Finger sind, wahrzunehmen. Sie erklären allerdings nicht, warum wir uns trotzdem bei einem erschreckenden Lärm innert Sekundenbruchteilen im Bett aufsetzen und uns gleichzeitig der uns umgebenden Vorgänge bewusst sein können. Eine befriedigende Erkärung bietet sich nur durch die

Berücksichtigung der lichtschnellen Kommunikationsmöglichkeit im Organismus, die auch schon beim Menschen experimentell festgestellt werden konnte, wie im nächsten und übernächsten Kapitel dargestellt wird.

6. Der Mensch als Brennpunkt von Information und Liebe

Als im 16. und 17. Jahrhundert die ersten Uhren und andere Maschinen entwickelt wurden, entwarfen Mediziner und Philosophen ein Modell des Menschen in Form einer meist fast perfekt funktionierenden mechanischen Maschine. Dieses mechanische Modell hat die medizinische Forschung lange Zeit enorm befruchtet und ging einher mit der immer genaueren anatomischen und physiologischen Erkundung des menschlichen Organismus. In vieler Hinsicht sind wir Ärzte und das allgemeine Bewusstsein ist noch stark geprägt von diesem alten Modell. Wir vergessen oft, dass die Technik und insbesondere die Informationstechnologie, basierend auf den Erkenntnissen der modernen Physik, inzwischen ungeheure Fortschritte gemacht hat. Sehr vieles beim Menschen, auch bezüglich seiner sensitiven Begabungen, lässt sich besser verstehen, wenn wir die technischen Möglichkeiten, mit denen wir tagtäglich umgehen, als Verstehenshilfe beiziehen. Wir wissen heute, dass der Mensch nicht nur Infrarotstrahlung abgibt, sondern elektromagnetische Strahlung über weite Bereiche des Frequenzspektrums. Besonders interessant ist die dabei festgestellte hohe Kohärenz dieser Strahlung, wie sie die Biophotonen-Forschung im Bereich des sichtbaren Lichtes festgestellt hat. Hohe Kohärenz bedeutet Strahlung mit laserähnlichen Eigenschaften. Fast jedermann weiss heute, dass wir Musik von einer CD mit Hilfe eines Laserstrahls ablesen und auf die Lautsprecher übertragen. Dadurch erfahren wir tagtäglich, dass Laserlicht ein Informationsübermittler von höchstem Potenzial ist. Andererseits aktivieren wir mit einem Infrarotsystem unseren Fernseher, wir können aber auch ganze Dateien per Infrarot von einem Computer auf den anderen übertragen. Das heisst, auch kohärente Strahlung im Infrarotbereich kann ein hoch-potenter Informationsübermittler sein. Die moderne DVD-Technik zeigt uns, dass wir damit nicht nur Worte, sondern auch Bilder, zum Beispiel Filme, in einer unglaublichen Informationsdichte übertragen können. Wenn wir uns nun vergegenwärtigen, dass der Mensch ständig solche Strahlung abgibt, und zwar zum Teil auf eine Entfernung von Hunderten von Metern, wird uns plötzlich verständlich, wie ein anderer Mensch persönlichste Informationen aus dem gegenwärtigen oder vergangenen Leben eines anderen aufnehmen und sich bewusst machen kann. Sensitive Menschen scheinen Organe für diese Art Strahlung entwickelt zu haben, über die wir Durchschnittsmenschen nicht verfügen oder mit denen wir nicht bewusst umgehen können. Diese Informationsübermittlung kann das Sehen, das Hören, das Fühlen, das Empfangen von Gedanken oder alle diese Fähigkeiten zusammen beinhalten. Aus vielfältigen Erfahrungen, wie in Kapitel drei ausgeführt, wissen wir auch, dass diese Begabungen geschult werden können, so wie das Hören von Musik oder das Sehen von Farben, Formen und von ganzen Bildern geschult werden kann. Die Begabung sogenannt aurasichtiger Menschen scheint im Wesentlichen auf der bewussten Wahrnehmung dieser menschlichen Abstrahlung zu bestehen. Aurasichtige berichten, dass man sich in die Aura «einlesen» kann, indem man bei konzentrierter Aufmerksamkeit über lange Zeit immer mehr und mehr Informationen ablesen kann. Dieser Vorgang ist vergleichbar mit dem Blick auf einen Wald. Bei flüchtigem Hinsehen glauben wir ein mehr oder weniger einheitliches Grün zu sehen, das vielleicht gelblich, rötlich oder anderswie getönt ist. Wenn wir uns jedoch in dieses Grün versenken, entdecken wir immer weitere Nuancen und Schattierungen von Grün und es wird uns verständlich, dass die Vietnamesen offenbar siebzehn verschiedene Ausdrücke für Grün haben. Eine reiche Vielfalt von Farben und Informationen bietet sich uns dar, wenn wir uns die Zeit nehmen und darin zu lesen verstehen. Ähnlich dürfte es sich mit der Hellsichtigkeit überhaupt, der Hellhörigkeit, der Intuition verhalten.

Heilende und hellsichtige Menschen sprechen oft von Energieübertragung und tatsächlich scheinen energetische Phänomene eine wichtige Rolle zu spielen. Das entscheidende dürfte aber wie beim Musikhören ab CD nicht die Energie – z. B. der Laserstrahl – sondern die Information sein. Mit dem gleichen Laserstrahl kann ich eine Mozartmesse oder ein Heavy-Metal-Konzert übertragen und schliesslich hörbar machen. Die Energie ist mehr oder weniger dieselbe, die Information jedoch höchst verschieden und auch von verschiedener Wirkung auf den einzelnen Menschen.

Interessanterweise scheinen wir nicht nur im bioelektrisch-magnetischen Feld um unseren Körper herum, sondern auch in unserem Körperinnern über dieses ultraschnelle und hochpotente Informationssystem zu verfügen. Dies hat vor allem die Biophotonen-Forschung, heute weltweit von etwa 40 Forschungsteams betrieben, klargemacht. Der schon im letzten Kapitel erwähnte Fritz-Albert Popp war, als ausgebildeter Biophysiker, zunächst in der Onkologie tätig, wo er Felder für die Tumorbestrahlung berechnen musste. Er kam zum Schluss, dass die zehn Millionen Zellen, die in jeder Sekunde in unserem Körper einerseits abgebaut und andererseits neu entwickelt werden müssen, unmöglich mit einem so langsamen Kommunikationssystem zu steuern wären, wie es die chemischen Reaktionen darstellen. Man vergegenwärtige sich nur, wieviel Zeit ein so einfacher chemischer Vorgang benötigt wie die Auflösung einer Brausetablette. Popps Berechnungen führten ihn zum Schluss, dass die Informationsübertragung im Körper annähernd Lichtgeschwindigkeit haben müsste, um diese vielfältigen Prozesse zu steuern und unter Kontrolle zu halten. Inzwischen steht fest, dass kohärentes Licht in Form von Biophotonen die Kommunikation von Zelle zu Zelle viel schneller als jede chemische Reaktion steuert. Schon mehrere jahrzehntealte Experimente haben auf diesen Tatbestand hingewiesen. Der Forscher Gurwitsch zeigte, dass heranwachsende Zwiebelkeimlinge andere Keime zum Wachsen anregen können, wenn Lichtverbindung besteht, nicht aber wenn diese unterbrochen ist. Andere Experimente zeigten, dass kranke Zellen in einem Behälter ihre Krankheit auf gesunde Zellen in einem benachbarten Behälter übertragen können, sofern beide Behälter und der Zwischenraum strahlungsdurchlässig sind.

Im letzten Kapitel haben wir die Funktion des Hologramms im lebenden Organismus dargestellt. Nicht nur die schnelle Nachrichtenübermittlung ist entscheidend, sondern das Vorhandensein aller Information über den Gesamtorganismus an jeder Körperstelle, wie dies mit dem holografischen Prinzip gewährleistet ist. Das holografische Modell bietet uns zusätzliche Erklärungen für die Akupunktur, insbesondere für die Aurikulo-Akupunktur wie auch für die Fussreflexzonen-Massage und manche andere energetische Vorgänge, für die schon lange postuliert wurde, dass in einem Körperteil der ganze übrige Organismus repräsentiert sei. Das holografische Prinzip hilft unserem Verstehen auch weiter, wenn eine sensitiv begabte Person aus einem Gegenstand, zum Beispiel aus einem Ring, die ganze Lebensgeschichte des Trägers ablesen kann.

Wenn wir uns vergegenwärtigen, dass nicht die Energie, sondern die übertragene Information – Heavy-Metal-Konzert oder Mozartmesse – entscheidend ist, werden wir auch mit der sogenannten umweltbelastenden Strahlung anders umgehen. Es wurde oft argumentiert, die radioaktive Strahlung der Erde, zum Beispiel von gewissen Gesteinsarten, sei um ein Vielfaches stärker als die künstlich erzeugte Strahlung von Atomreaktoren. Solange wir jedoch den Unterschied beziehungsweise den Informationsgehalt der beiden Strahlungen nicht erkennen, können wir die Schädlichkeit oder Nützlichkeit der einen oder anderen Strahlung nicht bestimmen und vergleichen.

Entscheidend ist die Erkenntnis, dass wir mit der apparativ nachgewiesenen Strahlung immer nur die physikalische Seite erfassen. Den Informationsgehalt können wir zwar mit Apparaten kodieren und übertragen, ohne Bewusstsein gibt es aber kein Verstehen. Es scheint sich hier um ein ganz fundamentales Prinzip zu handeln. Man könnte es als zwei Seiten des einen Universums bezeichnen: Die energetisch-physikalische und die bewusst-informative. Wir stossen hier wieder an ein Grunddilemma der modernen Medizin, die das Bewusstsein mehr oder weniger aus dem Verständnis und auch aus der Forschung ausgeklammert hat und jetzt Mühe bekundet, diesen wichtigeren Teil der menschlichen Existenz wieder zu integrieren. Erinnern wir uns, dass Wahrnehmung und Bewusstsein zu den grundlegenden Dimensionen unseres Universums gehören, ebenso grundlegend wie Raum, Zeit und Materie. Die Klärung der Beziehung zwischen Bewusstsein und Information gehört zu den ganz grossen Aufgaben unserer Zeit.

Der für die im Kapitel vier beschriebenen PEAR-Experimente hauptverantwortliche Forscher, Robert G. Jahn, Professor für Physik und Aerodynamik an der Princeton University, stellt fest, es bestehe wissenschaftliche Evidenz, dass unser Bewusstsein physikalische Systeme beeinflussen und mit Information versehen könne. Eine ebenso starke wissenschaftliche Evidenz ergebe sich aus den Forschungen zur Fernwahrnehmung, welche zeigten, dass das menschliche Bewusstsein auf direktem Wege Information über physikalische Zustände aufnehmen könne. Information stehe im Zentrum gegenwärtiger und zukünftiger physikalischer Wissenschaft und habe Materie und Energie in dem Sinne abgelöst. So wie Einstein die Äquivalenz von Materie und Energie aufgezeigt habe und die Möglichkeit der gegenseitigen Umwandlung ineinander, so sei inzwischen auch die etwas subtilere Äquivalenz von Energie und Information gut etabliert. Aufbauend auf diesen anerkannten Grundlagen führt Jahn aus, dass die Unterscheidung zwischen objektiver und subjektiver Information nicht mehr aufrechterhalten werden kann, und er illustriert das am Beispiel eines Buchtextes. Die geschriebene Information im Text kann im Prinzip präzise quantifiziert werden, indem jeder Buchstabe und jeder Aspekt der Syntax digitalisiert wird. Der Umfang der subjektiven Information hingegen hängt von der Muttersprache, dem kulturellen Erbe und dem Interesse des Lesers ab. Ob die Quantifizierbarkeit subjektiver Information in Zukunft möglich ist, lässt Jahn offen. Die einen würden dies als Herausforderung verstehen und die anderen darauf drängen, dass dies gar nicht erst versucht würde. Die Notwendigkeit, subjektive Information ins wissenschaftliche Gebäude zu integrieren, sei jedoch viel mehr als eine abstrakte philosophische Forderung. Subjektivität müsse Wissenschaft und Technologie im Konzept der Information durchdringen. Die wissenschaftlich nachgewiesene Fähigkeit des Bewusstseins, subjektive und objektive Elemente der Information zu verändern, und dies ausserdem unabhängig von Raum und Zeit, mache die Sache nicht einfach. Bekanntlich würden die erfolgreichsten Versuchspersonen der PEAR-Experimente ein Gefühl von Resonanz oder Bindung mit der Maschine beschreiben, ein Aufgeben ihres Identitätsgefühls, um mit der Maschine in ein einmaliges vereintes System zu verschmelzen, die Rollen zu tauschen mit der Maschine, sich in sie zu verlieben oder mit ihr Spass zu haben. Noch wichtiger für die medizinische Perspektive sei die entsprechende Forschung mit biologischer Substanz oder lebenden Systemen, die die gleichen Resultate zeigten. Jahn berichtet auch über die bereits im vierten Kapitel beschriebene weitere Forschung, die gezeigt hat, dass auch Tiere elektronische Maschinen beeinflussen können und dass die gleichen Einflüsse in menschlichen Gruppen nachweisbar sind, wie bei Gottesdiensten, Sportveranstaltungen, Fachtagungen, medizinischen Beratungssitzungen und bei anderen Gelegenheiten, die ein kollektives emotionales Potenzial enthalten oder ein Feld bilden.

Was der Physiker und Luftfahrtexperte Jahn in trockenen wissenschaftlichen Worten zusammenfasst, bestätigt in geradezu aufsehenerregender Art und Weise die Behauptungen vielfacher spiritueller Traditionen über die Jahrhunderte und Jahrtausende. Der Mensch beeinflusst mit seinen Gedanken und Gefühlen andere Menschen, beliebige andere lebende Organismen und die sogenannte tote Materie, und ebenso kann er auf direktem geistigen Wege, das heisst ohne Einsatz der äusseren fünf Sinne und zusätzlich gebauter Maschinen, Information sowohl aus Lebewesen wie aus der unbelebten Natur gewinnen, unabhängig von Raum und

Zeit. Die klar demonstrierbaren spezifischen Muster jedes einzelnen Teilnehmers erlauben die Vernachlässigung der subjektiven Faktoren nicht mehr. Dass die Charakteristiken zweier oder mehrerer Versuchspersonen sich nicht einfach addieren, sondern eine neue einmalige Ganzheit bilden, beweist eine strenge Nicht-Linearität der zugrunde liegenden Mechanismen.

Zusammengefasst ergibt sich aus der PEAR-Forschung und ähnlichen Experimenten:

1. Wie subatomare Teilchen und das physikalische Licht verfügt auch das Bewusstsein über die Welle-Teilchen-Dualität, die erlaubt, Hindernisse zu durchgehen und zu durchdringen und in Resonanz zu treten mit anderem Bewusstsein und mit entsprechenden Aspekten der Umgebung. Das Bewusstsein kann dabei subjektive und objektive Information mit den in Resonanz stehenden Dingen oder Lebewesen austauschen, das heisst Information «herausziehen» oder «einpflanzen».
2. Die berühmten quantenmechanischen Prinzipien der Unbestimmtheit, der Unstetigkeit, der Ununterscheidbarkeit, der Superposition usw. – alle in klassisch wissenschaftlichen Begriffen unerklärbar – sind für den Menschen mindestens so charakteristisch und gewichtig wie für die physikalischen Systeme und Prozesse, mit denen das Bewusstsein interagiert.
3. Die traditionellen objektiven Eigenschaften und Koordinaten der klassischen physikalischen Theorie, wie Raum/Distanz, Zeit, Masse, Ladung, Impuls und Energie, gehören untrennbar mit den «subjektiven» Konzepten des Bewusstseins zusammen. Eine sogenannte «objektive» Version stellt einen Spezialfall dar, der für analytische Zwecke, beispielsweise zum Bau von Maschinen, so rigide definiert werden kann.
4. Diese wissenschaftliche Konzeption ist weder ein Modell des Bewusstseins noch der physikalischen Welt, sondern ein Modell der experimentell nachgewiesenen gegenseitigen Durchdringung eines anders nicht erklärbaren Bewusstseins und einer anders gleichfalls unerklärbaren Umgebung.

Für Jahn ist es demzufolge naheliegend, von «Bewusstseinsatomen» zu sprechen, die sich zu «Bewusstseinsmolekülen» zusammenschliessen können. So wie die Valenzelektronen zweier Atome in enger Interaktion nicht unterschieden werden können, so können zwei Bewusstsein in enger Interaktion nicht unterschieden werden. Ihre experimentell gewonnenen Wellenmuster sind in Resonanz miteinander verflochten und bilden ein neues Muster stehender Wellen in der gemeinsamen Umgebung und – wie nochmals betont sei – dieses resonante Muster ist verschieden von einer einfachen Summierung der beiden Einzelbewusstsein. Konsequenterweise müssen wir der Maschine eine Form von Bewusstsein zubilligen, in dem Sinne, dass es sich ebenfalls um ein System handelt mit der Fähigkeit, mit der Umgebung Information auszutauschen. Die resonante Verbindung von Maschine und Bewusstsein unterscheidet sich in ihrem Verhalten vom Verhalten einer isolierten Versuchsperson und einer isolierten Maschine, indem sie ihr eigenes charakteristisches Verhalten entwickelt. Die empirischen Resultate sind in dem Sinne mit dem bekannten Verhalten isolierter Systeme nicht zu erklären. Dieses Konzept von Resonanz als Grundmechanismus, Ordnung in ungeordnete physikalische Prozesse zu bringen, kann nach Jahn ein Modell abgeben, um Prozesse künstlerischer, intellektueller oder biologischer Kreativität zu verstehen, ebenso wie menschliches Vertrauen, Hoffnung oder Liebe. Der grundlegende Prozess enthält das Prinzip der Ununterscheidbarkeit. Die wahrgenommenen Grenzen zwischen Bewusstsein und Umgebung werden abgelöst durch eine Verschmelzung von «Ich» und «Nicht-Ich» und das resultierende verbundene System zeigt Veränderungen sowohl in der physikalischen Umgebung wie im Bewusstsein.

Vergleichen wir diese etwas abstrakten Aussagen eines etablierten Physikers einer amerikanischen Elite-Universität mit den Aussagen, wie sie von vielen der Esoterikszene zugerechneten Menschen gemacht und entsprechend verspottet und bekämpft werden: Stellvertretend für viele andere sei wiederum das Channelmedium Silvia Wallimann aus dem Buch «Erwache in Gott» zitiert: «All diese Menschen, die das Prinzip der Liebe, die den Christus in sich zulassen, werden auf dem ganzen Planeten und in den unteren Astralebenen ein gigantisches Energiefeld aufbauen, das alles Bewusstsein magnetisch an sich zieht.

Wir möchten dir einiges über aufgestiegene Meister mitteilen. Sie haben sich bis zu dem Punkt entwickelt, wo sie sich ihrer Göttlichkeit und ihrer Identität mit Geist wieder bewusst wurden. Dadurch wuchsen ihnen ihre göttlich-schöpferischen Fähigkeiten wieder zu. Sie beherrschten die Elemente, konnten die molekulare Struktur der geschaffenen Dinge nach Belieben verändern, über das Wasser gehen, Berge versetzen, Tote wieder zum Leben erwecken und sie waren in der Lage, sich selbst den fein- oder grobstofflichen Körper zuzulegen, dessen sie für die Dimension bedurften, in die hinein sie sich begeben wollten.

Als Jesus, wie es in der menschlichen Sprache heisst, von den Toten auferstand, vollzog er das Gegenteil einer Materialisation. Er erhöhte die Schwingungszahl seines Körpers, bis die Grobstofflichkeit sich transzendierte. Nach dieser 'Auferstehung' machte er sich seinen Jüngern im Astralleib sichtbar, indem er ihn zu einem irdischen Gewand verdichtete.

Versuche, deinen physischen Körper als göttliche materielle Manifestation zu akzeptieren, als Teil deiner Göttlichkeit zu spüren. Wachse in das Verständnis hinein, dass auch dein Körper Licht ist, verdichtete Schwingung, verdichteter Geist, und dass er Teil des Ganzen ist und nicht ausserhalb von ihm.

Für einen aufgestiegenen Meister ist es ein Leichtes, wenn ein Mensch in Not gerät, zum Beispiel verfolgt wird und keinen Schutz findet, vor dem Verfolger eine Wand, ein Walddickicht oder einen Berg entstehen zu lassen. In Kriegszeiten hat es viele solcher sogenannten Wunder gegeben, wenn das geistige Wesen des Menschen den Zeitpunkt für den Übergang in eine andere Dimension noch nicht gekommen sah. Häufig haben solche Menschen das, was ihnen Schutz gewährt hatte, vergeblich wieder zu finden versucht und sich ein Leben lang gefragt, ob sie durch die Kriegsereignisse nicht mehr ganz bei Sinnen waren. Mache dich, lieber Leser, mit dem Gedanken vertraut, dass es sich nicht um Wunder handelt, sondern um natürliche Folgen der Bewusstseinsentwicklung und der Beherrschung der Kräfte in allen Schwingungsbereichen.»

Gehen wir von den esoterischen Channelmedien wieder zurück zu den Physikern und anderen Naturwissenschaftern. Sir Arthur Eddington hat diese Möglichkeiten in nur wenig verschiedenen Worten 1978 formuliert: «Es scheint, dass wir dem Geist die Macht zubilligen müssen, nicht nur das Verhalten einzelner Atome zu bestimmen, sondern grosse Gruppen systematisch zu beeinflussen. Es kann keine zu jeglichem Ereignis oder Verhalten gehörige feststehende Wahrscheinlichkeit geben, die Wahrscheinlichkeit verändert sich entsprechend dem Ausmass der vermittelten Information.»

Auch Jahn selbst nähert sich spirituellen Dimensionen, wenn er über die Bedeutung des Informationsaustausches für die Gesundheit schreibt: «Das Bewusstsein und der physiologische Organismus sind Meister im Austausch von Information mit der Umgebung, was ihnen erlaubt, von ihr zu lernen und an sie beizutragen. Die intimste aller systemischen Resonanzen besteht zweifelsohne zwischen physischem Körper und zugehörigem Bewusstsein, beide dem Ziel hingegeben, dem andern Unterstützung, Sicherheit und Herausforderung zu bieten. Eine erfolgreiche Strategie zur Informationsübertragung setzt eine gewisse Auflösung der Identitäten zwischen Sender und Empfänger der Information voraus. Diese Auflösung ist ebenso das Rezept für jede Form von Liebe; das Aufgeben der selbstbezogenen Interessen der einzelnen Partner zugunsten des Paares. Mit den strengsten wissenschaftlichen Experimenten und analytischer Logik sind wir offenbar auf nichts weniger als die treibende Kraft sowohl des Lebens wie des physischen Universums gestossen. Liebe, mit einem grossen L geschrieben, die gleiche überragende Kraft der kreativen Existenz, schon lange erkannt in praktisch jeder gelehrten Disziplin und in jeder anderen kulturellen Periode. Es ist die gleiche Kraft, die Johannes in seinem ersten Brief nennt: 'Gott ist Liebe.' Der Eintritt der Liebe als vierte Währung in die wissenschaftliche Welt mag auf den ersten Blick radikal und revolutionär erscheinen, aber sogar hier finden wir frühere Hinweise auf die gleiche universelle Einsicht, zum Beispiel bei Louis de Broglie, dem vollkommenen Wissenschafter der Renaissance und Urvater der modernen Physik, der schrieb: 'Wenn wir der tiefen Verbindung zwischen Gedanken und Aktion einen philosophischen Ausdruck geben wollen, in allen menschlichen Bereichen, insbesondere in der Wissenschaft, sollten wir zweifellos die Quellen in der Tiefe der menschlichen Seele suchen. Philosophen mögen es Liebe nennen, die Kraft, die alle unsere Aktionen leitet und die Quelle all unserer Freude und Ziele ist. Sie ist unauflöslich verbunden mit dem Denken und dem Handeln. Liebe ist der gemeinsame Ursprung und die gemeinsame Verbindung.'» Jahn meint, de Broglie hätte nicht gezögert, diese Ausführungen auch auf die heilenden Berufe anzuwenden oder auf jeden von uns, der nach grösserer physischer, mentaler und spiritueller Gesundheit suche: «Sorgfältige Anwendung wissenschaftlicher Erkenntnisse und konsequente Methodik in einer umfassenden Atmosphäre von Liebe in einem sehr allgemeinen Sinne ist ein machtvoller Plan, um Gedanken und Aktionen in jeder technischen Arena zu verbinden und insbesondere in der Arena der Gesundheit. Im Kern lautet die wissenschaftliche Botschaft: Wenn wir uns selbst lieben, können wir uns selbst heilen. Wenn wir die Welt lieben, können wir die Welt heilen.»

Ich muss gestehen, dass diese Worte Jahns mich zutiefst berühren. Nicht weil sie neu sind. Schon viele Weise und Heilerinnen haben Ähnliches gesagt. Sie berühren mich, weil sie von einem Physiker und Aerodynamiker stammen, der es an der Elite-Universität, an der unter anderen Kurt Goedel und Albert Einstein geforscht und gelehrt haben, bis zum Dekan gebracht hat und der sie auf Grund der neuesten Forschungsergebnisse der Physik formulierte.

Beverly Rubik, Direktorin am «Center for Frontier Sciences» an der Temple University in Philadelphia, schlägt vor, anstelle von Energie, Energiemedizin, subtile Energie das einheitliche Konzept von Information zu verwenden. Das Informationskonzept sei bereits in der Molekularbiologie, in der Computerwissenschaft, der Thermodynamik und neuerdings auch in der Quantenphysik erfolgreich verwendet worden. Die lebenden Systeme, die grundlegend komplexer organisiert seien auf verschiedenen Ebenen, würden sich selbst durch ein internes kohärentes Feld, das sich über den ganzen Organismus ausdehne, regulieren, indem sie Bio-Informationen kodieren und austauschen.

Vergegenwärtigen wir uns nochmals, dass allein durch Licht die krankmachende Information von der einen Zellkultur auf die andere übertragen werden kann. Mit unseren Apparaten können wir nur die physikalischen Grössen des Lichtes inklusive der Kohärenz messen. Die lebenden Organismen jedoch reagieren offensichtlich mit Krankheit oder Gesundheit, je nach der Art der Information. Wir haben wieder die ähnliche Situation wie mit dem Laserstrahl beim CD-Player. Vom Laserstrahl können wir die physikalischen Grössen erfassen, für das Erkennen des musikalischen Gehaltes benötigen wir Bewusstsein.

Eine besondere Herausforderung bildet die Erforschung des Bio-Elektro-Magnetismus. Biologische Effekte können aus Impulsen von extrem niedriger Intensität resultieren, so dass der Energiegehalt kleiner ist als derjenige der thermischen Bewegung bei physiologischer Temperatur. Biologische Effekte bei so schwachen elektromagnetischen Feldern können nur erklärt werden durch den Informationsgehalt, der in der Beschaffenheit und in der zeitlichen Abfolge der Wellen enthalten ist. Es ist das gleiche Prinzip wie bei der Kreditkarte, wo wir mit einem energetisch extrem schwachen Impuls, jedoch einem spezifischen Code, Türen öffnen und Bankomaten bedienen können. Und ähnlich vermögen diese ultraschwachen und extrem niedrigen Frequenzen elektromagnetischer Felder hochspezifische biologische Reaktionen zu erzeugen.

Das, was Robert Jahn wissenschaftlich entwickelt hat, wurde schon hundert Jahre früher von Rudolf Steiner, dem Anthroposophie-Begründer, ausgeführt, wenn er sagte: «Wir sehen heute eine leuchtende Welt; sie war vor Jahrmillionen eine moralische Welt. Wir tragen in uns eine moralische Welt; sie wird nach Jahrmillionen eine leuchtende Welt sein.» Steiner hat auch damals schon behauptet, wenn eine Mutter mit liebevoller Konzentration ein Essen vorbereite, hätte dieses eine bessere Qualität, als wenn sie das gleiche mit Gedanken der Angst oder des Hasses machte oder das Essen maschinell zubereitet würde. Nachdem Steiner hundert Jahre lang wegen dieser Behauptung verlacht wurde, ist er jetzt durch die Wissenschaft rehabilitiert. Der amerikanische Physikprofessor Arthur Zajonc meint dazu: «Aus dieser Sicht ist die materielle Welt das Ergebnis der moralischen Welt. Reine Herzen werden künftige Welten erleuchten. Und wenn wir Dunkelheit in uns horten, wird eine dunkle Welt die zwangsläufige Folge der Zukunft sein. Mitschöpfer der Welt sind wir nicht nur durch die Taten unserer Hände, sondern in noch weit grösserem Masse durch die geistigen Impulse, die wir in unserem Innern pflegen.»

Die Verbindung von Materiellem und Moralischem, Sinnlichem und Geistigem, war und ist für die Vertreter von Religion und Wissenschaft äusserst ketzerisch. Einflussreiche Kräfte in der protestantischen Theologie haben auf einer grundsätzlichen Trennung von Religion und Wissenschaft bestanden und entsprechend vertritt man innerhalb der Scientific Community die Auffassung, Religion behandle einen ganz anderen Aspekt des Lebens als die Wissenschaft. Max Planck hat für viele gesprochen, als er sagte, es könne keinen wirklichen Gegensatz zwischen Religion und Wissenschaft geben, weil das eine die Ergänzung des anderen sei. Zajonc meint, aus Steiners Sicht sei Plancks Auffassung naiv. Der schlichte Glaube, wie Planck ihn sehe, habe der unwiderstehlich anwachsenden Kraft der Naturwissenschaften nichts entgegenzusetzen. Die Natur als materiellen Mechanismus darzustellen schwäche den moralischen Bereich. Und wenn das moralische Reich falle, dann falle damit auch das Licht künftiger Zeitalter.

7. Wirksamkeit von Schul- und Komplementärmedizin

Gegen CAM, die in den USA inzwischen gebräuchliche Abkürzung für «Complementary and Alternative Medicine», zu der auch das Spirituelle Heilen gehört, wird oft eingewendet, diese Therapien seien nach den Anforderungen, die heute in der medizinischen Forschung gestellt werden, in ihrer Wirksamkeit nicht bestätigt. Die methodischen Anforderungen an den schulmedizinischen Wirkungsnachweis sind Annahmen und Überzeugungen, die selber nicht beweisbar sind. Sie beruhen auf dem alten Weltbild der klassischen Physik. Wie wir gesehen haben, sind diese Vorstellungen nach den neuen Erkenntnissen jedoch nicht mehr haltbar. Wichtige Kriterien des schulmedizinischen Wirksamkeitsnachweises sind:

Anzahl methodisch guter Studien

Einer einzelnen Untersuchung wird heute in der Regel nicht genügend Beweiskraft zugeschrieben, auch wenn sie überzeugende Resultate vorweist. Erst wenn andere Forscher die Studie wiederholen können und zu gleichen Resultaten kommen, gilt der Nachweis als gesichert. Dies gemäss den Regeln der klassischen Physik, dass eine Wirkung jederzeit und an jedem Ort und von jedermann unter den gleichen Ausgangsbedingungen wiederholt werden kann. Dies gilt aber, wie wir jetzt wissen, nur bei grober Vereinfachung und bei groben Einwirkungen, beispielsweise beim Bau von Autos.

Realistischerweise geht man aber auch davon aus, dass ein Forscherteam durch eigene Wünsche und Interessen in der sachlichen Beurteilung von Resultaten und Methodenmängeln eingeschränkt ist, also blinde Flecken hat. Vielleicht ist man gezwungen, positive Resultate zu liefern, um weiter über Forschungsgelder und Stellen – von Firmen oder vom Staat bezahlt – verfügen zu können. Ausserdem muss man als Forscher erfolgreich sein, um in seiner Laufbahn weiterzukommen. Dieser persönliche Druck der Forschenden kann die Resultate verfälschen. Meist ist man sich auf einem neuen Forschungsgebiet auch nicht aller Schwierigkeiten bewusst, die eine Studie mit sich bringen kann. Erst die kritische Durchleuchtung durch andere Experten und eventuell Konkurrenten macht die Schwächen klar und ermöglicht, diese in neuen Studien zu vermeiden. Ist eine grössere Anzahl methodisch guter Studien vorhanden, so werden in einer Übersicht, einer sogenannten Metaanalyse, die positiven und die negativen Studien gegeneinander abgewogen und man versucht, einen durchschnittlichen Effekt zu berechnen. Wenn alle Studien zusammen häufiger positive Resultate zeigen, als nach Zufall zu erwarten wäre, wird der Nachweis der Wirksamkeit in der Regel anerkannt.

Wenn eine oder mehrere Studien keine positiven Ergebnisse bringen oder die Studien mit negativem Ausgang viel häufiger sind, wird in der Regel argumentiert, die geprüfte Therapie sei wirkungslos. Dies wird vielen CAM-Therapien gegenüber ins Feld geführt. Diese Schlussfolgerung gilt aber höchstens gegenüber schwachen Wirkungen, die im Einzelfall nicht eindeutig nachweisbar sind. Bei eindeutigen Wirkungen genügt streng genommen ein Einzelfall, auch wenn daneben hundert negative Ergebnisse vorliegen. Viele Ärzte sind sich jedoch hierüber nicht im Klaren. Der Fehlschluss hierin kann am Beispiel einer Kreditkarte illustriert werden. Einmal die richtige Zahlenkombination eingeben genügt, um das Vorhandensein eines gültigen Codes zu beweisen und uns mit Geld auszustatten. Dieser Beweis wird auch nicht durch tausend falsche Eingaben ohne Resultat ausgelöscht. Oder wenn hundert Teams versuchen, auf der ganzen Welt himmelblaue Krokodile zu finden und nur zwei Teams erfolgreich sind, so ist die Existenz himmelblauer Krokodile doch bewiesen.

Anzahl der in die Studien aufgenommenen Patienten

Heute gilt in der Schulmedizin: Je mehr Versuchspersonen in einer oder mehreren Studien untersucht wurden, um so solider ist das Ergebnis. Dieses Prinzip wird heute glücklicherweise auch von

Schulmedizinern, insbesondere klinischen Epidemiologen, mehr und mehr in Frage gestellt. Gerade bei chronischen Erkrankungen werden auch einzelne deutliche Heilungen wieder stärker bewertet. Es ist einleuchtend, dass eine deutliche Besserung auch an einer oder an wenigen Personen festgestellt werden kann. Wenn hingegen Tausende oder Zehntausende von Personen für den Wirkungsnachweis notwendig erscheinen, ist der Effekt in der Regel so schwach, dass er für einen einzelnen Menschen nicht mehr sehr bedeutungsvoll ist, oder er ist eben bei den einen Menschen vorhanden, bei anderen nicht, oft ohne dass man sagen kann, woher diese Unterschiede kommen. Zunehmend werden grundsätzliche Zweifel am Wert beziehungsweise an der Richtigkeit solcher statistischer Resultate beim Menschen geäussert, weil der Mensch eben ein komplexes, äusserst fein abgestimmtes System ist, das, wie wir gesehen haben, nach den Regeln der Quantenphysik und der Chaostheorie funktioniert. Das heisst, die natürlichen feineren Abläufe sind nicht linear, nicht bestimmbar und nicht gleichartig wiederholbar. Nur mit groben Massnahmen können immer wieder gleichartige Wirkungen erzielt werden. Beispielsweise kann mit genügend Zyankali wahrscheinlich jeder Mensch vergiftet werden. Aber schon eine immer gleich versorgte Fraktur des Wadenbeines wird im Heilungsverlauf bei jedem Menschen etwas verschieden sein. Wenn noch feinere Abstimmungen in körperlich-seelischen Abläufen nötig sind, wird die Unterschiedlichkeit der Abläufe völlig unkontrollierbar. Nehmen wir ein in der Bevölkerung gut bekanntes Lied, das von einer Sängerin wiederholt in verschiedenen Settings vorgetragen wird. Zunächst kann sie die Tonfolge auf eine Art richtig und auf tausend Arten falsch wiedergeben. Aber auch wenn sie grob richtig wiedergibt, kann sie doch in der Genauigkeit, wie sie die Töne trifft, und in der Gefühlslage, der Intonation usw. bei jeder Wiederholung etwas anderes erreichen und damit bei den Zuhörern Freude und Beschwingtheit oder tiefstes Unbehagen auslösen. Die Wirkung wird sogar je nach Ort, Zeit und Zuhörerschaft jedes Mal verschieden sein und kann höchstens aufgrund der früheren Vorträge ganz grob vorausgesagt werden. Hatte sie gerade vorher Streit mit ihrem Partner oder einen Beinahe-Unfall mit Beschimpfung auf der Herfahrt, wird das Resultat schon ganz verändert sein. Und wenn die Zuhörerschaft kurz vor dem Konzert von einem grossen Unglück oder Terroranschlag hört, wird die Wirkung total anders sein, als in den meisten anderen Fällen. Wir wissen heute, dass alle oben beschriebenen Ereignisse und Bedingungen die Chemie in unserem Körper völlig verändern können. Um zur Medizin zurückzukehren: Wir werden beim individuellen Menschen jedesmal einen anderen Zustand antreffen, der einmalig und nicht wiederholbar und deshalb nur individuell und einmalig bestimmbar ist. Wir können mit feiner wirkenden Medikamenten auf diesen Zustand eingehen oder wir können mit groben Mitteln arbeiten, die alle diese feinen Bedingungen überstimmen und damit auch kurzfristig Erfolg haben. Der Einsatz genügend grober Mittel in der Akutmedizin bringt die entsprechenden Erfolge. Bei längeren Behandlungen aber werden die Nebenwirkungen überhand nehmen, weil die Feinabstimmung mehr und mehr gestört ist. Wir müssen einsehen, dass wir mit dem Denken der klassischen Physik höchstens in der Akutmedizin auf längere Zeit Erfolg haben. Dazu ein Gewährsmann aus den Grundlagenwissenschaften: David Bohm, Quantenphysiker, Freund und Kollege von Albert Einstein, schrieb: «Die Physik hat gezeigt, dass die mechanistische Ordnung nicht mit der Erfahrung übereinstimmt. In der Welt des Geistes funktioniert sie noch weniger. Genau genommen funktioniert sie in diesem Bereich nur auf einigen ziemlich eingeschränkten Teilgebieten, etwa wenn es darum geht, Tauben beizubringen, in einer bestimmten Reihenfolge Körner zu picken.»

Das Vorhandensein von Kontrollgruppen

Die Forderung nach Kontrollgruppen entspricht dem Bestreben, die vielen einmaligen Faktoren besser unter Kontrolle zu bringen. Deshalb kann eine Wirkung schulmedizinisch am besten als spezifisch anerkannt werden, wenn alle Rahmenfaktoren bei einer zweiten Gruppe ebenfalls zur Anwendung kommen, mit Ausnahme der eigentlichen Therapie, zum Beispiel der Gabe eines Medikamentes. Allerdings können solche grossen statistischen Studien nie genügend Einheitlichkeit erreichen. Man weiss, dass es noch und noch zu Verzerrungen kommt, die das Ergebnis beeinflussen. Ein Methodenbuch der schulmedizinischen Forschung zählt mehr als fünfzig verschiedene Verzerrungsmöglichkeiten auf, die viele Forscher nicht einmal kennen, geschweige denn kontrollieren können. Eine davon wird unten noch ausführlicher erwähnt. Ergibt sich ein deutlicher Unterschied zwischen Therapiegruppe und Kontrollgruppe, wird der Wirksamkeitsnachweis trotzdem in der Regel anerkannt. Studien ohne Kontrollgruppen gelten als schwach, das heisst, als wenig beweiskräftig.

Randomisierung, das heisst Zufallszuteilung zu den Gruppen
Werden die Versuchspersonen nicht streng nach Zufall der Behandlungs- und der Kontrollgruppe zugeteilt, besteht eine grössere Gefahr, dass die eine Gruppe bewusst oder unbewusst nach bestimmten Kriterien so ausgelesen wurde, dass sie sich in Bezug auf Ansprechbarkeit auf die Therapie von der anderen Gruppe unterscheidet. Nach dem klassisch-mechanistischen Menschenbild besteht die Vorstellung, dass die wesentlichen Grössen und Werte aller untersuchten Menschen gleich seien, beziehungsweise bei genügender Anzahl Versuchspersonen sich in beiden Gruppen gleich verteilen. Wer den Menschen eher als eine Maschine versteht, wird diese Annahme eher treffen. Wir können ja auch 100'000 ziemlich gleiche Autos bauen. Wer sich jedoch der Feinabstimmung jedes Menschen in jeder Situation, wie am Beispiel Lied und Sängerin gezeigt, bewusst ist, wird diese Vorstellung eher ablehnen und eine solche Studienanordnung als fehlerhaft beziehungsweise als zu Fehlschlüssen führend beurteilen.

Doppelverblindung
Bei Doppelblindstudien wissen weder die Versuchspersonen noch die Forscher, wer die Prüfsubstanz und wer eine unwirksame Substanz, ein sogenanntes Placebo, oder ein anderes als wirksam

anerkanntes Mittel, eine Vergleichssubstanz, erhält. Erst nach Abschluss der Studie mit allen Messungen und Erhebungen wird der Zuordnungsschlüssel für die Gruppen geöffnet. Man will damit die sogenannte «objektive» Wirkung von der Placebowirkung trennen. Dies ist umso besser möglich, je gröber die Wirkung des Medikamentes ist, wenn wir wieder an Zyankali denken. Schon bei Erkrankungen, die von der Schulmedizin als vorwiegend körperlich eingestuft werden, wie beispielsweise Parkinson, ist die Verschränkung von Substanzwirkung und Umständen, wozu auch die Erwartung der Patienten gehört (zusammenfassend Placebo genannt), vielfältig und kaum richtig verstehbar, geschweige denn kontrollierbar. Die Doppelverblindung ist ausserdem fast nur bei Medikamentenstudien möglich.

Wenn alle obigen Kriterien erfüllt sind, spricht man vom Goldstandard des grossen, multizentrischen (das heisst an vielen Forschungszentren in Kooperation und gleichzeitig durchgeführten), randomisierten, kontrollierten, doppelblinden, klinischen Versuchs, nach der amerikanischen Abkürzung meist RCT (randomized controlled trial) genannt. Versuchsanlage, Messmethoden und Dokumentation müssen in verständlicher und nachvollziehbarer Art beschrieben und von externen Experten geprüft sein. Der Ausdruck Goldstandard weist darauf hin, dass man denkt, damit den höchsten Stand wissenschaftlicher Forschung zu erreichen. Der deutsche Methodenkritiker Helmut Kiene weist aber an zahlreichen konkreten Beispielen nach, dass gerade bei grossen Studien die Versuchsanordnung derart vereinfacht werden muss, dass sich wieder eine Unzahl von Fehlern einschleichen kann. Ohne diese Vereinfachung wäre eine adäquate Therapie der Patientinnen oft gar nicht möglich, die eben nicht nach Schema, sondern individuell behandelt werden müssen.

Nur ein kleiner Teil der heute angewendeten Therapien erfüllt die oben beschriebenen Kriterien des Goldstandards. Je nach Autor sollen es zwischen 15 % und 25 % aller Therapien in der gesamten Medizin sein. Der Goldstandard kann, wie erwähnt, fast nur von Medikamentenstudien erreicht werden.

In Berücksichtigung der Komplexität des Menschen und der vielfachen Einflussfaktoren wird versucht, sich mit Hilfe der analytischen Statistik auf die relevanten Fragen zu konzentrieren. Trotzdem ist man sich einig, dass die Versuchspersonen von Studien sehr oft wenig mit den konkreten Hilfesuchenden in der Praxis der Ärztinnen oder Therapeuten zu tun haben, weil eben die Versuchspersonen möglichst einheitliche Voraussetzungen haben müssen, das heisst keine anderen Krankheiten oder Therapien haben sollten. Jede zusätzliche gesundheitliche Störung von Versuchspersonen und jede zusätzlich eingenommene Substanz tritt in nichtlineare Interaktion mit der zu testenden Substanz oder Therapie und stört damit das vermeintlich einheitliche Bild der Versuchspersonen. Es ist sehr schwer, für starke statistische Analysen genügend Versuchspersonen zu finden, die wenigstens die Illusion von Einheitlichkeit zulassen, und vor allem sehen die Ärztinnen im Alltag eben meist Patienten, die die eine oder andere zusätzliche Krankheit haben und die eine oder andere zusätzliche Therapie anwenden. Damit ist schon aus diesen Gründen der Rückschluss von der Studie auf die konkrete Patientin im Alltag unsicher und fragwürdig. Um es nochmals klar zu machen: Theoretische Voraussetzung für die Gültigkeit von Goldstandard-Studien ist also die Annahme, dass die nicht untersuchten Einflussfaktoren zufällig und gleichmässig auf die Studienpersonen verteilt sind, dass die Abläufe bei allen Menschen gleich, stetig und linear sind und dass es in unserer Welt objektive Tatsachen gibt, die von uns und unserer Beobachtung und Messung unabhängig sind. Dies widerspricht eindeutig den Erkenntnissen der Quantenphysik, wie ich es bei der Skizzierung der Dekohärenztheorie erwähnt habe. Ebenso sind solche Ansichten durch die PEAR-Studien widerlegt.

Tatsächlich gibt es keinen Beweis, dass die oben dargestellten Methoden bessere Erkenntnisse zulassen als das klinische Urteil des einzelnen Arztes oder die gesammelten und diskutierten Urteile einer Anzahl Ärzte. Die geforderte Methodik für gültige Beweise ist selber in ihrem Wahrheitsanspruch nie bewiesen, ja nicht einmal geprüft worden. Es handelt sich um ein wissenschaftliches Dogma, nämlich um eine Glaubenssache, die von Inhabern der entsprechenden Macht zu einer als gültig anzusehenden Wahrheit erhoben worden ist. Der Wahrheitsgehalt beruht auf einer jungen Tradition und der festen Überzeugung einer Anzahl tonangebender Menschen.

Da die Teilnahme an jeder Studie freiwillig ist und sich die Teilnehmenden und die Nicht-Teilnehmenden nachweislich unterscheiden, kann das Ideal wirklich repräsentativer Gruppen, auch aus schulmedizinischer Sicht, nicht erreicht werden. Man spricht vom Problem des Selektions-Bias, das heisst einer Verzerrung in der Auswahl der Studienteilnehmer, die Rückschlüsse auf die Allgemeinbevölkerung erschwert. Der Selektions-Bias ist wie erwähnt aber nur eine Verzerrung aus Dutzenden anderer Verzerrungen.

Aufgrund vorliegender Studien versucht dann meist eine Expertengruppe gültige Aussagen und Empfehlungen zu erarbeiten, was heute in der Regel unter dem Stichwort EBM, «Evidenzgeleitete Medizin» oder «Evidence Based Medicine», geschieht. Helmut Kiene von der Universität Freiburg spricht diesbezüglich Klartext: «Analog hierzu kann man nun in solcher Evidence-based Healthcare nicht wissen, ob die Therapien, für die ein Wirksamkeitsnachweis in randomisierten Studien erbracht wurde, tatsächlich wirksamer und kostengünstiger sind als solche, für die kein Ergebnis einer randomisierten Studie besteht, zumal es viele Gründe gibt – ethische, praktische, technische, finanzielle usw. –, warum randomisierte oder gar doppelblinde Studien für eine Vielzahl von Therapieansätzen nicht oder kaum durchführbar sind. Ein Nicht-Wissen ist aber das Gegenteil von Evidenz. Somit ist in dieser Hinsicht die heutige Evidence-based Healthcare eben nicht Evidenzbasiert.»

Einzelne Ärzte, und oft auch akademische Lehrer, sind in der Regel überfordert, Forschungsarbeiten nach Qualität und Resultat adäquat zu beurteilen. Für die Mehrzahl der Ärztinnen stellt sich die Situation mit der wissenschaftlichen Wahrheit deshalb tatsächlich ähnlich dar, wie früher und auch heute noch mit der religiösen Wahrheit: Man muss glauben, was diejenigen sagen, die von sich behaupten, sie wüssten es. Als wahr gilt dann, was allgemein für wahr gehalten wird. Es gibt für diese Behauptung zahlreiche Beispiele:

Eine zahnärztliche Abteilung einer schweizerischen medizinischen Fakultät profilierte sich über Jahre, in der Meinung, die Amalgam-Zahnfüllungen seien gesundheitlich unbedenklich. Ein prominenter Vertreter dieser Abteilung war kurz vor seiner Emeritierung noch Dekan der Fakultät. Als ich mich kurz nach seiner Pensionierung entschloss, sicherheitshalber meine zahlreichen Amalgam-Füllungen in einer darauf spezialisierten CAM-Klinik entfernen zu lassen, traf ich diesen pensionierten Professor zu meiner Überraschung dort an. Auf meine verwunderte Rückfrage erzählte er mir, der Professor XY habe an ihrer Abteilung als der Experte in Sachen Amalgam gegolten und der habe immer gesagt, es gäbe keinerlei Hinweis auf gesundheitlich negative Auswirkungen solcher Zahnfüllungen. Alle Kollegen hätten sich an seiner Meinung orientiert. «Dann habe ich aber persönlich erlebt, wie es meiner Sekretärin, die lange an Depressionen litt, nach der Amalgam-Entfernung besser ging, und habe angefangen, selber dem Problem nachzugehen. So bin ich vom Saulus zum Paulus geworden», meinte er. Interessant ist seine spontane Assoziation zur bekannten neutestamentlichen, das heisst religiösen, Bekehrungsgeschichte des Paulus, die natürlich gar nichts mit wissenschaftlicher Evidenz zu tun hat. Es liegt mir absolut fern, diesem Fakultätsvertreter etwas vorzuwerfen oder mich über ihn lustig zu machen. Im Gegenteil: Die Geschichte zeigt mit aller Ernsthaftigkeit die Situation auf, in der wir Ärzte uns alle befinden. Dass bei 10'000 medizinischen Fachzeitschriften und zweieinhalb Millionen Publikationen jährlich kaum mehr jemand wirklichen Überblick hat über diese wissenschaftlichen Wahrheiten, darf niemanden erstaunen.

Eine weitere Illustration dieser Situation sind die sogenannten Zitierketten. Es ist bekannt, dass es in der wissenschaftlichen Welt heisst «publish or perish», das heisst, wenn du nicht andauernd wissenschaftliche Arbeiten publizierst, wirst du karrieremässig untergehen, weil du nicht befördert wirst, keine Forschungsgelder erhalten wirst und damit unter Umständen die Stelle verlierst. Da aber niemand Zeit hat, alle diese Publikationen zu lesen, spielt die Anzahl von Publikationen, die jemand vorweisen kann, für die Bewertung eines Kandidaten die fast wichtigere Rolle, als was publiziert wurde. Da man selbst in Wahlkommissionen die Qualität der Studien nicht ohne weiteres beurteilen kann, sogar wenn man Zeit hätte sie zu lesen, wird geschaut, wie viele Arbeiten in angesehenen Zeitschriften erscheinen und wie oft der Autor in ebenfalls angesehenen Zeitschriften zitiert wird. Man muss also nicht nur viel publizieren, sondern auch in den Publikationen möglichst viel zitieren und zitiert werden. Wenn möglichst viele Aussagen mit Quellenangaben versehen sind, macht das die Arbeit sogleich auch vertrauenswürdiger. Wenn man keine Zeit hat, die Studien zu lesen, so kann man doch einen Blick auf die Zusammenfassung und die Literaturliste werfen und denkt, dass man wenigstens einen Eindruck von der Seriosität der Arbeit erhält.

Gewisse Aussagen werden nun sehr oft zitiert; es gibt eigentliche Zitierketten, in denen Zitate immer weitergereicht werden. Die deutsche Forscherin Gunver Sophia Kienle hat es unternommen, solche Zitate zurückzuverfolgen, und hat manche Beispiele gefunden, wo sich das Zitat als falsch erwies oder sich schliesslich im Nichts verlor oder wo die Aussage zwar auf eine angesehene Zeitschrift zurückging, dort aber aus einem Leserbrief eines unbekannten Autors stammte, der die Ansicht eines anderen Kollegen zitierte. Kienle fand manche Zitierfehler selbst in Aussagen, die in Lehrbüchern erschienen. Normalerweise macht sich natürlich niemand die Mühe, die Zitate bis zu ihrem Ursprung zurückzuverfolgen und auf ihren Wahrheitsgehalt zu untersuchen. Die grosse Anzahl von Studien, die grosse Anzahl von Patienten in den Studien und die vielen benötigten Zitate in den geforderten Publikationen führen also gerade dazu, dass die Ärzte anstelle einer erkennbaren Wahrheit ein Dickicht von Daten, Zitaten und Interpretationen vorfinden. Dies ist gemeint mit der Aussage, dass wir Ärzte glauben müssen – sofern wir's tun – , was andere für wahr erklären oder was man allgemein für wahr hält. G.S. Kienle, wahrscheinlich eine der besten Kennerinnen der Placeboliteratur, ist bezüglich der Arbeit von Henry K. Beecher über Placebo, die massgeblich für die Einführung der heutigen Forschungsmethodik verantwortlich war, zu einem vernichtenden Urteil gekommen, weil sie in jener zentralen Arbeit so viele Fehler, insbesondere auch Zitier- und Interpretationsfehler, nachweisen musste.

Bedenken wir, dass sich der Arzt früher anhand des Verlaufs einer Krankheit und anhand der Wirkung der Therapie weit eher selber eine Meinung bilden konnte. Heute wird er gezwungen, auf die Empfehlungen und Guidelines irgendwelcher Autoritäten, die er in der Regel nicht persönlich kennt, zu hören, im Wissen, dass er sich im Dickicht widersprüchlicher Resultate, genannter und vermuteter Verzerrungen, interessengebundener und nicht-interessengebundener Interpretationen usw. nie ein eigenständiges Urteil wird bilden können. Wenn diese Zerstörung des klinischen und labormässig untermauerten Urteils der einzelnen Ärztin gegenüber dem einzelnen Patienten nicht gestoppt und rückgängig gemacht wird, wird wohl als zwangsläufige Folge der Arztberuf in seiner heutigen Art ebenso zerstört werden. Ob das gut oder schlecht ist, ist heute schwer zu sagen. Wir sehen, dass die Gesundheitserhaltung und Gesundheitsvorsorge mit den Patienten- und Konsumentenbewegungen in jedem Falle einer Demokratisierung zustrebt. Für die Ärztinnen sind in der praktischen klinischen Arbeit die konkreten einzelnen Erfahrungen am Krankenbett oder gegenüber Hilfesuchenden jedenfalls weit prägender als die meisten Ergebnisse grosser Studien und zudem regen sie zu kritischem Beobachten und Denken an.

Ob man sich eher zur Schulmedizin oder zu CAM oder zu beiden bekennt, hat viel mit Erziehung und vorwissenschaftlichen Glaubenseinstellungen zu tun und wenig mit Einsicht in sogenannt tatsächliche Zusammenhänge. Jedenfalls finden sich kaum Fachpersonen, die CAM ablehnen, nachdem sie deren Grundlagen und Resultate gründlich studiert haben. Die Ablehnung erfolgt letztlich vorwissenschaftlich und emotional, geleitet vom persönlichen Weltbild. Differenzierte Kritiken gegenüber CAM sind verschwindend seltene Ausnahmen. Im klassisch gültigen Wissenschaftsbetrieb könnte es sich kein Mitglied leisten, ähnlich pauschal zu urteilen.

Wir Menschen haben im Fühlen und Erkennen eine Ganzheitlichkeit und Spezifität, man könnte auch sagen eine Einzigartigkeit, die von analytischen Werten und Regeln nie ersetzt werden kann. Eine unserer menschlichen Stärken ist gerade die Selektion, die mit der Ganzheitlichkeit zusammenhängt. Wir erkennen sofort, ob uns eine bestimmte Musik entspannt, angenehm anregt oder nervös macht. Wir erkennen ebenso schnell, ob ein Mensch uns sympathisch ist und ob wir zu ihm Vertrauen haben. Nach dieser gefühlsmässigen Wahrnehmung wählen wir unsere Ärzte und Heilpersonen in erster Linie aus. Mit dieser gefühlsmässigen gegenseitigen Verbindung ist auch die Wahrscheinlichkeit, dass die richtige Therapie gefunden wird, vermutlich am grössten. Von Sympathie und Vertrauen ist auch die Wirkung der gefundenen «richtigen» Therapie zum grossen Teil mit abhängig. Das ist in der Schulmedizin durchaus anerkannt, wird allerdings meist fälschlich und undifferenziert als Placeboeffekt zusammengefasst.

Ein weiterer Einwand gegen die Gültigkeit der randomisierten Doppelblindstudie weist darauf hin, dass infolge der wissenschaftlich breit bewiesenen und nicht mehr in Frage gestellten

Phänomene der Telepathie, das heisst Gedankenübertragung, und der Präkognition die Verblindung eine Illusion sei (vgl. Kapitel 8). Aktualität hat diese Frage in letzter Zeit im Zusammenhang mit Industriesponsoring von Forschern gewonnen, wobei die betroffenen Autoren vermutlich mindestens teilweise zu unrecht der wissentlichen Verzerrung von Resultaten verdächtigt wurden. Wahrscheinlicher ist, dass eben das von diesen Teams geschaffene mentale Feld die Resultate beeinflusst hat. In den USA wird es jedenfalls immer mehr zum Standard, dass die Vortragenden an Kongressen ihre Interessenbindungen und finanziellen Abhängigkeiten zu deklarieren haben. Allerdings hat diese Deklaration keine klaren wissenschaftlichen Konsequenzen. Es ist dem Einzelnen überlassen, ob er wegen der Interessenbindung eines Forschers dessen Aussagen ganz, zur Hälfte oder gar nicht berücksichtigen und gewichten will. Wir sind hier wieder an einer Stelle, wo das ganze scheinbar rationale und transparente Forschungskonstrukt in eine zufällige, emotionale und vorwissenschaftliche Situation übergeht.

Trotz dieser Mängel hat die medizinische Forschung unser kritisches Denken massgeblich entwickelt und uns über Wahrheit und Täuschung viel gelehrt. Viele Forscher haben die Probleme auch erkannt. Allerdings ist es eine sehr langwierige und risikovolle Arbeit, innerhalb der umfassenden Systemzwänge und finanziellen Abhängigkeiten Änderungen herbeizuführen. Die obige Kritik gilt auch ausdrücklich dem sogenannten Goldstandard. Forschung, zum Beispiel in der Chirurgie oder in der Psychotherapie und in vielen anderen Bereichen, kann nie, fast müsste man sagen glücklicherweise, solche methodische Vorgaben erfüllen. Bei den Methodikern gilt letztere daher als weniger gute Forschung. Vermutlich ist sie aber tatsächlich besser, da die allfälligen Mängel schneller erkannt werden können und das klinische Urteil der Ärzte viel stärker zum Zuge kommt.

Die medizinische Forschung sollte viel stärker der Frage nachgehen, welche Therapie bei welcher Therapeutin zu einem ganz bestimmten Zeitpunkt einem ganz bestimmten Patienten hilft. Das ist eben nicht Zufallsverteilung, sondern spezifische Auswahl. Unser Leben und unsere Gesellschaft funktionieren nach der spezifischen Auswahl und nicht nach der Zufallsverteilung, wie wir schnell an Beispielen erkennen können. Wollten wir die Zufriedenheit aller Kundinnen und Kunden der Coiffeusen und Coiffeure einer Stadt untersuchen, so würden wir niemals auf die Idee kommen, diese Kunden zuerst per Zufall auf die Haarkünstler zu verteilen, weil klar ist, dass der möglicherweise gute Stand der Zufriedenheit im Resultat verschlechtert oder ganz verschwinden würde, wenn nicht jede Person sich dort bedienen lassen könnte, wo es ihr gefällt, wo sie Vertrauen und Sympathie hat und wo sie vielleicht erst nach langem Suchen gelandet ist, wo – wie sie eigentlich nur selbst wissen kann – die grösste Zufriedenheit resultiert. Eine noch extremere Verzerrung der Resultate bekämen wir bei der Untersuchung der Wirkung von Paarbildungen, wenn wir mögliche Partner per computergesteuerter Zufallsverteilung einander zuordnen würden, anstatt der Intuition, dem Gefühl, der Verliebtheit und Liebe zu vertrauen, die die Einmaligkeit jedes Menschen anerkennt. Durch das Gefühl oder die Intuition funktioniert die persönliche Selektion auch in einer grossen Stadt mit Hunderttausenden von Einwohnern gut, wenn die Menschen sich diejenigen für eine Partnerschaft aussuchen, mit denen sie gefühlsmässig in eine gute Resonanz kommen.

Wir wissen heute, wie schon erwähnt, dass viele Prozesse im Menschen, die nach der gängigen Forschungstheorie linear und gleichartig wiederholbar ablaufen müssten, mit Chaosattraktoren beschrieben, berechnet und dargestellt werden können. In solcherart beschreibbaren Systemen wiederholt sich die Entwicklungsbahn niemals, trotzdem überschreitet keine Entwicklung die Begrenzung des Attraktors. Auch die einheitliche Ausgangslage, eben beispielsweise möglichst einheitliche Menschen mit möglichst einheitlichen Krankheiten unter einheitlichen Rahmenbedingungen, liefert keine identische oder gar wiederholbare Abläufe und

Resultate. Deshalb sind auch Medikamentenstudien, die wiederholt werden, in ihren Resultaten oft widersprüchlich, ohne dass die in alten Kategorien denkenden Forscher dies erklären können. Von solcherart in veralteten Weltbildern denkenden Forschern müsste man fordern, dass sie die gleiche Studie mindestens zwei Dutzend Mal wiederholen. Wenn die Studie genügend differenziert und sensibel ist, wird mit grösster Wahrscheinlichkeit jedesmal ein anderes Resultat herauskommen. Dies könnte vermutlich manchen Forschern und Praktikern der alten Schule die Augen dafür öffnen, dass die Resultate nur bei sehr starken und groben Einwirkungen beliebig reproduzierbar sind.

Warum sollen wir nicht mit groben Mitteln arbeiten, wenn wir damit erfolgreich sind? Weil der Erfolg nur kurzfristig und vordergründig ist. Wir können mit groben Mitteln die Flüsse begradigen und verbauen, die Erde zupflästern und beliebig Flugzeuge durch die Lüfte jagen. Erst auf längere Sicht machen sich die nicht beachteten Feinheiten in Form von Nebenwirkungen, wie verschmutzte Luft, nervöse, lärmgeplagte Menschen, Naturkatastrophen und schwindende Ozonschicht, bemerkbar. In der Medizin ist es genau so. Wenn wir die feinen Regulationsprozesse und Eigenwerte beim Menschen – in der Akutmedizin gezwungenermassen – nicht beachten, machen sich schliesslich die Nebenwirkungen in Form chronischer Krankheiten in nicht mehr kontrollierbarem Ausmass bemerkbar. Die Zahl der Menschen, die wegen chronischer Leiden berentet werden müssen, hat sich in den letzten Jahren um mehrere hundert Prozent vermehrt; gerade jüngere Menschen sind davon besonders betroffen. Gleichzeitig nimmt die Zahl derjenigen, die wieder ins Arbeitsleben integriert werden können, ständig ab, während sich die Kosten für Psychopharmaka, insbesondere Antidepressiva, in nur fünf Jahren verdoppelt haben. Die meisten Mediziner lehnen die Verantwortung für diese Entwicklungen ab und schieben die Schuld auf die Wirtschaft und die Gesellschaft. Selbst wenn von diesen Seiten ebenfalls Faktoren wirksam sind, darf es sich die Medizin in ihrer Erfolgs- respektive

Misserfolgsbilanz nicht so einfach machen. Die Psychiatrie ist dabei in besonderem Masse in einem Erklärungsnotstand.

In lebendigen Systemen, die den Regeln fraktaler Mathematik folgen, mit der die Chaosattraktoren berechnet werden, können zwei nicht unterscheidbar nahe Ausgangspunkte zu völlig verschiedenen Endpunkten führen. Vom Menschen nicht wahrnehmbare Unterschiede in den Anfangsbedingungen können also zu ganz verschiedenen Resultaten führen, wenn sie nicht mit Hammermethoden in eine Einheitlichkeit gezwungen werden. Das heisst, dass zum Beispiel bei einem chronischen Asthma bronchiale durchaus Erfolge erzielt werden können, wenn eine korrigierende Substanz genügend oft und genügend stark gegeben wird, um die feinen, individuellen Unterschiede in den lebendigen Abläufen zu unterdrücken. Erst allmählich kommen die Nachteile dieser Methode dann zum Vorschein, eben in Form von Nebenwirkungen.

Zu dieser aus der Chaostheorie abgeleiteten Unbestimmbarkeit selbst einfacher, sensibler Prozesse in der medizinischen Forschung nimmt der Mathematiker Prof. Edgar Kaucher, Leiter des Institutes für angewandte Mathematik der Universität Karlsruhe, klar Stellung. Er weist darauf hin, dass viele einzelne zum Teil sehr schwache «Störeinflüsse» verhindern, dass gewisse chemische Prozesse von Medikamenten immer in der gleichen Art ablaufen. Und jeder Mensch habe so viele individuelle Zustände oder Eigenwerte, die ein von allen anderen Menschen unterschiedenes Muster ergeben, dass diese immer gleichbleibenden Abläufe nach Medikamentengabe, wie wir sie uns nach dem Modell der klassischen mechanischen Physik vorstellen, ins Reich der Fantasie gehören. Bereits die Gravitationswirkung eines Menschen neben einem Billardtisch könne eine Billiardkugel soweit beeinflussen, dass auch bei einem geraden Stoss eine Ablenkung resultiere, so dass bereits die elfte in gerader Linie aufgereihte Kugel nicht mehr getroffen werde.

Nach Kaucher «sind bei vielen Mess- und Bestimmungsmethoden in der Arzneimittelbestimmung in Bezug auf kausale Wirksamkeit mehr oder weniger statistische Illusionen gegeben, weil dahinter mathematisch nachweisbare Unbestimmbarkeiten stehen, die nicht zu umgehen sind.» Solche Unbestimmbarkeiten würden bei komplementär-medizinischen Methoden und Medikamenten zur absoluten Hürde, weil sensibelste dynamische Prozesse betroffen seien.

Die Schlussfolgerungen der Quantenphysik, der Chaostheorie, der fraktalen Mathematik und Geometrie werden von den heutigen Forschern und Praktikern in der Medizin wenig zur Kenntnis genommen. Sie arbeiten mit statistischen Methoden und Überzeugungen, die nach Aussagen renommierter Mathematiker und Physiker in dieser Form nicht mehr haltbar sind und zu Täuschungen führen. Früher hatte der angehende Arzt am Anfang wie selbstverständlich die Grundlagen der Physik zu erlernen. Davon sind wir leider weitgehend abgekommen. Würde jeder Forscher die Lehren der Quantenphysik und der Chaostheorie erwerben müssen, sähe die medizinische Forschung vermutlich sehr anders aus.

Die moderne Computer- und Informationstechnologie geht täglich mit ultraschnellen, laserübermittelten Informationen um. Diese Denkweise und diese Erkenntnisse auf den Menschen anzuwenden, könnte einen wesentlichen Fortschritt bringen. Wenn die Erkenntnisse der Quantenphysik und der neuen Technologien auf die Theorie des menschlichen Organismus angewendet werden, wird die Medizin der Lösung einiger der gossen Probleme, wie der schnellen Zunahme der chronischen Erkrankungen, näher kommen. In wenigen Jahrzehnten wird der heute fast alles beherrschende Glaube an die grossen statistischen Medikamentenstudien als weitgehende Täuschung erkannt werden, die – wie auch Kaucher betont – für viele Nebenwirkungen und Chronifizierungen in der heutigen Medizin mitverantwortlich sind.

Eine weitere fundamentale Kritik, die sich aus den Ergebnissen der theoretischen und experimentellen Physik ableitet, ist die Erkenntnis, dass jede Messung das Gemessene verändert und bestimmt und eine vom Bewusstsein des Beobachters unabhängige Wirklichkeit nicht existiert. Folglich bedeutet jede Forschung das Schaffen einer bestimmten Wirklichkeit oder, nach der Vielweltentheorie, die Wahl einer bestimmten Welt aus mehr als einer Parallelwelt; eine statistische Forschung, welche die Individualität des Menschen ausblendet, würde demgemäss die Wirklichkeit im Sinne einer Entindividualisierung verändern beziehungsweise die entsprechende «Welt auswählen». Der Molekularbiologe und Quantenphysiker Jeremy W. Hayward formuliert dies folgendermassen: «Die Welt, die du wahrnimmst, ist nicht einfach da, sondern ist eine Beziehung zwischen dir und dem, was da ist. Hast du Verachtung im Herzen, wird auch deine Welt voller Verachtung sein, hast du Liebe im Herzen, ist auch deine Welt liebevoll. Deutest und empfindest du die Welt als tot, stirbt sie. Fühlst du sie als etwas Lebendiges, lebt sie.» Diese Sätze eines Naturwissenschafters könnten in jedem guten esoterischen Buch stehen.

Wirksamkeit von Geistigem Heilen und CAM

Geistiges Heilen kann für das Verständnis und die Theoriebildung der CAM als typisch und exemplarisch herangezogen werden. Ein breites Spektrum von Phänomenen ist mit den Vorgängen des mentalen Heilens assoziiert. Einerseits finden sich bei besonders heilbegabten Personen energetische Vorgänge wie die Fähigkeit, Metallplatten bis zu 100-mal stärker elektrostatisch aufzuladen, als Durchschnittspersonen dies tun, die Infrarot-Absorption von Wasser zu verändern oder die Fähigkeit, Licht um mehrere Zehnerpotenzen stärker von den Händen abzustrahlen als Durchschnittspersonen. Andererseits zeigen sie die Fähigkeit, lebende Materie auch über beliebig weite Distanzen sowie unter Abschirmung aller bekannten Strahlung im sogenannten Faraday-Käfig zu beeinflussen. Dass durch heilbegabte Menschen energetisch messbare Wirkungen ausgeübt werden können, kann angesichts der

Beweislast der Forschung kein vernünftiger Mensch mehr in Frage stellen.

Die Differenzen zwischen Schulmedizin und CAM haben viel mit verschiedenen Krankheitskonzepten zu tun. Die klassische Medizin sieht die Krankheiten als lokale oder generalisierte Defekte in einem komplizierten, im wesentlichen physikalisch-chemischen Mechanismus, die durch äussere Einwirkung oder innere Störung der Regulation, Produktion oder Abwehr verursacht sind. Die Prozesse und Krankheiten werden nach dem allgemeinen Sprachgebrauch korrigiert, bekämpft, vielleicht gar ausgemerzt; es werden Feldzüge gegen Krankheiten geführt.

Viele geistig Heilende betonen hingegen, dass die Krankheiten primär auf der seelisch-geistigen Ebene entstehen und sich sekundär im Körperlichen manifestieren. Sie sehen Krankheit auch immer im Zusammenhang mit seelisch-geistigen Entwicklungsprozessen der Betroffenen. Sie betonen deshalb, dass sie nicht Krankheiten bekämpfen, sondern kranke Menschen behandeln wollen. In der Regel sehen sie Krankheiten, die schulmedizinisch eine nosologische Einheit bilden und für die einheitliche Ursachen angenommen werden, lediglich als einheitliches Endresultat teilweise gänzlich verschiedener Ausgangszustände oder sie sehen umgekehrt einen gleichartigen Ausgangszustand und verschiedenartige Endresultate. Man staunt, wie gut diese Auffassung der meist nicht akademisch gebildeten und wissenschaftstheoretisch kaum interessierten Heilerinnen mit der Chaostheorie übereinstimmt. Aus den genannten Gründen kann bei gleicher schulmedizinischer Diagnose die geistige Behandlung sehr verschieden ablaufen und die Ansprechbarkeit auf die Behandlung sehr unterschiedlich sein. Krankheiten werden eher als geistige Hilfen auf einem geistig-spirituellen Entwicklungsweg gesehen, wie es zum Beispiel Rudolf Steiner, der Begründer der Anthroposophie, formuliert haben soll: «Wenn der Mensch nicht mehr weiter weiss, schicken die Götter die Krankheit.» Krankheit hat also oft die Funktion, zu seelisch-geistigem Wachstum zu verhelfen. Ob ein bestimmter kranker Mensch von einer bestimmten heilbegabten Person geheilt werden kann, hängt weniger von der Krankheit als vom kranken Menschen sowie von der Heiler-Patient-Beziehung ab, wobei Beziehung hier im weitesten Sinne verstanden und oft als Resonanz bezeichnet wird.

Aus den obigen Ausführungen kann verständlich werden, wenn Heilende sagen: «Fast jede Krankheit kann geheilt werden, aber nicht jeder Mensch mit einer bestimmten Krankheit und auch nicht zu jedem Zeitpunkt und nicht von jeder Heilerperson.» Deshalb haben statistische Aussagen über Heilungserfolge und Prognosen für definierte Krankheiten in diesem Bereich einen weit geringeren Wert als in der Schulmedizin, weil durch Geistheilen eine schwere und schulmedizinisch kaum zu behandelnde Krankheit unter Umständen leicht und schnell geheilt werden kann, während bei einer anderen Person eine schulmedizinisch leicht zu behandelnde Krankheit einer Geistheilung völlig widersteht. Dies ist ein wichtiges Argument für die Zusammenarbeit und Ergänzung. Ein weiteres zentrales Prinzip ist die Aussage der geistig Heilenden, dass nicht vorausgesagt werden kann, ob die heilende Wirkung auf der körperlichen, seelischen oder geistigen Ebene, auf allen zusammen oder auf gar keiner eintritt. Die Wirkung erfolge dort, wo der oder die Kranke es gerade am nötigsten hätte und es am ehesten annehmen könne. Geistig Heilende kämen deshalb nicht auf die Idee, die Erfolgsmessung auf ein einzelnes Symptom oder eine einzelne Krankheit zu beschränken, wie dies die schulmedizinische Forschung macht. In der schulmedizinischen Forschung gelten alle Wirkungen neben dem ausgewählten Symptom als unspezifisch und nicht sehr relevant für das Ergebnis. Beim Geistigen Heilen hingegen zählt das Gesamtergebnis. Verschiedentlich prüfen Forscher mit schulmedizinischer Methode CAM-Therapien mit Ausrichtung auf ein bestimmtes Symptom. Wenn hier nicht das erwartete Ergebnis herauskommt, wird die entsprechende Therapie als wirkungslos beurteilt, weil die Vielfalt und Verschiedenartigkeit der Wirkungen nach schulmedizinischer Methode nicht erfasst werden kann. Es wurde erwähnt, dass nur etwa 15 % bis 25 % der schulmedizinischen Therapien den

Goldstandard des Wirkungsnachweises erfüllen. Selbst wenn also all die kritischen Einwände gegen den Goldstandard nicht gelten würden, wäre es unverhältnismässig, von den CAM-Therapien einen Nachweis zu verlangen, den höchstens ein Viertel der schulmedizinisch angewendeten und von den Kostenträgern bezahlten Therapien erbringen können.

Eine geradezu abenteuerliche, eher schon magische Welt innerhalb der Schulmedizin ist das Gebiet der Medikamenteninteraktion. Wenn gewisse Substanzen in ihrer Einzelwirkung bei gesunden oder nur mit einer einzigen Krankheit belasteten Menschen gerade noch verstanden werden können, so wird es bereits bei zwei Substanzen schwieriger. Ein Arzt verschreibt vielleicht Medikamente aus einem Pool von ein- bis zweitausend Substanzen. Alle Wechselwirkungen von nur schon zwei Medikamenten aus dieser grossen Zahl zu kennen, überfordert jeden Arzt. Viele Patienten haben heute aber zwischen drei und zehn Medikamente gleichzeitig, oft ohne dass die verschiedenen in die Behandlung involvierten Spezialisten über alles informiert sind, was ihre Patienten schlucken. Die Wirkung dieser vielfältigen Mixturen bei den verschiedenartigsten Krankheitskombinationen kennen auch die besten Pharmakologen nicht. Deshalb kommt es immer häufiger dazu, dass bereits eingeführte Medikamente plötzlich aus dem Verkehr gezogen werden müssen, darunter Substanzen, die seit vielen Jahren registriert waren. Posicor und Lipobay, die in den Medien zu reden gaben, sind nur die Spitze eines Eisberges. Man bedenke, erst die Häufung von Todesfällen führte bei diesen Medikamenten zur Entdeckung ihrer Gefährlichkeit. Jeder Arzt und jeder Patient wird sich fragen, was alles vor und ausserhalb der registrierten Todesfälle abläuft. Viele Schulmediziner in Forschung und Praxis sind sich dieser Problematik bewusst und leiden offensichtlich darunter, insbesondere weil sie keinen Ausweg sehen. Tatsächlich dürfte niemand interessiert sein, diesen Zustand aufrecht zu erhalten, weder Ärzte noch Pharmakologen noch die pharmazeutische Industrie. Es war die Schulmedizin, die aufdeckte, dass in den USA jährlich etwa 180'000 Menschen an fehlerhaften Medikamentenabgaben und gefährlichen Interaktionen sterben. Damit ist diese Todesursache laut einer kanadischen Studie zur viert- oder fünfthäufigsten überhaupt aufgerückt. Hier zu polarisieren und zu beschuldigen hilft niemandem. Auch mit vereinten Kräften ist es noch schwierig genug, einen Ausweg zu finden. Da helfen auch die megateuren Megastudien nicht weiter, deren unzählige Fehlerquellen von niemandem mehr überblickt oder gar kontrolliert werden können.

Die Schulmedizin kann viele Menschen mindestens körperlich, manchmal auch seelisch, heilen, hat aber oft einen schädlichen Einfluss auf das Wohlbefinden ihrer Vertreter. Die Motivation, das innere Feuer der Ärzte nimmt ab, die Burn-out-Rate steigt schon in jungen Jahren bedrohlich an. Die Ärztinnen selber brauchen wieder eine Medizin, die ihre besten menschlichen Eigenschaften fordert, nämlich Intuition, Sensitivität, Einfühlungsvermögen, Liebe, Vertrauen. Wenn diese Eigenschaften kombiniert werden mit einem Wissen von menschlichem Mass, das heisst, einem Wissen, das von Ärzten und Patientinnen in der Entstehung verstanden und überblickt werden kann, wird das Heilen wieder Freude machen und diese Freude wird sich unweigerlich auf die Patienten ausdehnen. Diese Wirksamkeit kann tagtäglich von Ärztinnen und Patientinnen erfahren werden und ist auch in einfachen Studien überprüfbar.

8. Spirituelles Heilen

Die Ausdrücke «Spirituelles Heilen» und «Geistiges Heilen» werden hier gleichbedeutend und abwechslungsweise verwendet. Der Psychiater Daniel Benor, der die erste grosse Übersichtsarbeit über mehr als 130 Studien schon Anfang der neunziger Jahre veröffentlichte, hat eine brauchbare Definition des Geistigen oder Spirituellen Heilens gegeben: «Die beabsichtigte Beeinflussung eines lebenden Systems durch eine oder mehrere Personen ohne bekannte physische Einwirkungsmittel.»

«Geistiges Heilen gehört zu den ältesten überlieferten Heilmethoden überhaupt. Höhlenmalereien in den Pyrenäen deuten darauf hin, dass Menschen schon vor 15'000 Jahren die Kunst des Handauflegens kannten. Zeugnisse für heilende Hände finden sich in mündlichen Überlieferungen und Schriften sämtlicher Hochkulturen dieser Erde», schreibt der Schweizer Arzt Mark Ebneter in seiner Dissertation über Fernheilung und klinische Forschung. Ebneter erwähnt Hinweise, die Geistiges Heilen in Babylon ebenso wie im alten Ägypten belegen, und führt weiter aus: «Ebenso weit verbreitet war das Geistige Heilen im Fernen Osten, in der griechischen Antike sowie im alttestamentarischen Judentum.» Nicht nur in den Hochkulturen, sondern auch in den allermeisten schamanischen Kulturen ist und war das Geistige Heilen verbreitet, meist als die wichtigste Heilmethode überhaupt.

Die meisten Heilerinnen und Heiler verfügen sowohl über die Begabung zum sogenannten Kontaktheilen wie auch zum Fernheilen. Wissenschaftlich finden zur Zeit vor allem die Fernheil- oder Gebetsstudien Aufmerksamkeit. Diese Art von Studien ist zur Zeit in den USA sehr im Trend, einerseits weil Beten dort überhaupt populär ist, andererseits weil eben eine klassisch-schulmedizinische, doppelblinde Versuchsanordnung bei diesem Vorgehen sehr gut möglich ist und damit der sogenannte Placebo-Effekt kontrolliert werden kann. Im Unterschied dazu kann das sogenannte Kontaktheilen, wo Heilerin und Hilfesuchender in direkten Kontakt miteinander kommen, kaum verblindet durchgeführt werden.

Eine grössere Anzahl Studien zur gesundheitlichen Wirkung des Betens sind bereits gemacht worden und eine beachtliche Anzahl ist unterwegs und dürfte in den nächsten Jahren veröffentlicht werden. Sehr bekannt wurde die Untersuchung von Randolph Byrd an knapp 400 Personen, die auf einer Herzintensivstation behandelt wurden. Es zeigten sich signifikante Unterschiede in einer Anzahl verschiedener Komplikationen, bei denen die Personen, für die gebetet wurde, besser abschnitten. Kein Unterschied zeigte sich jedoch in der Dauer des Spitalaufenthaltes und in der Sterblichkeitsrate. Die Patienten wurden per Zufall der Behandlungsgruppe oder einer Kontrollgruppe zugeteilt und weder Ärzte noch übriges Personal wussten, welche ihrer Patientinnen und Patienten in der Behandlungsgruppe waren, also eine randomisierte doppelblinde Studie. 1999 ist von William Harris und seinem Team in der renommierten Fachzeitschrift «Archives of Internal Medicine» eine Arbeit ähnlich der Byrd-Studie an ca. 1'000 Herzpatienten veröffentlicht worden. Die Kranken, für die gebetet worden war, schnitten bezüglich Komplikationen um ca. 10 Prozent besser ab, allerdings nur mit dem einen Erfassungssystem, nicht aber mit dem von Byrd verwendeten. Die zuständige Ethikkommission erlaubte sogar, dass weder die Kranken selbst noch das medizinische Personal informiert wurden, um jeglichen Placebo-Effekt, also eine Besserung auf Grund der Erwartungshaltung, zu vermeiden. Offenbar war die Ethikkommission der Ansicht, Beten könne in keinem Fall für die betreffenden Kranken schädlich sein, weil sonst ja bei Studien diesbezüglich sehr strenge Anforderungen an die Aufklärung der Betroffenen gestellt werden. Die Studienleiter begründeten ihren Wunsch, auf Information der Herzpatienten zu verzichten, damit, dass die einen Angst bekommen hätten, nicht in die Gebetsgruppe zu kommen; die Atheisten wiederum hätten sich durch die Gebete belästigt fühlen können. Diese Begründungen für Nichtinformation erscheinen doch ethisch sehr fragwürdig. Dieser Punkt wurde nach der Veröffentlichung auch von verschiedenen Kritikern vorgebracht. Die gleichen Argumente wie für die Gebetsstudie von Harris könnten für fast jede Art von kontrollierten und doppelblinden Studien vorgebracht werden. Und wenn ein Argument für das Nicht-Informieren die Bedenken waren, die Gefühle nicht-religiöser Menschen oder Angehöriger nicht-christlicher Religionsgemeinschaften könnten verletzt werden, so kann man das als ausgesprochen starkes Argument sehen, die Betroffenen zu informieren und ihnen die Teilnahme an der Studie freizustellen. Ausserdem dürfte die Haltung richtig sein, dass alles, was nützen kann, auch zu schaden vermag. Denken wir nur an die Todesfälle in den Voodoo-Kulten, die anscheinend durch die Voraussage der Priester ausgelöst werden.

Ausser bei Herzpatienten wurden bei manchen anderen Krankheiten Gebets- oder Fernheilstudien durchgeführt, beispielsweise bei Herzchirurgie, Hautwunden, Leukämie, Hypertonie, AIDS, Rheumatischen Erkrankungen, Alkoholismus usw. Eine Mehrheit der Studien, aber nicht alle, ergaben positive Resultate, nach der Wahrscheinlichkeitsrechnung spricht vieles für eine Wirksamkeit.

Als Orientierung können die Schlussfolgerungen der «Cochrane Collaboration» hilfreich sein. Die «Cochrane Collaboration» ist eine der höchsten Autoritäten auf dem Gebiet der wissenschaftlichen medizinischen Forschung. Sie hat eine grössere Anzahl der für sie methodisch befriedigenden Forschungsarbeiten untersucht und kommt zum Ergebnis, endgültige Schlussfolgerungen zum Gebets- oder Fernheilen liessen sich noch nicht ziehen, aber die Resultate wären stark und interessant genug, um weitere grosse Studien auf jeden Fall zu rechtfertigen. Die Experten der «Cochrane Collaboration» stellten neuartige methodische Überlegungen an. Sie argumentierten, es könnte sein, dass sowohl die Behandlungsgruppe wie die Kontrollgruppe sogenannt verunreinigt wären, da ja viele Menschen für alle Kranken auf der Welt beten würden und damit der Effekt dieses spezifischen Betens während der Studie nicht davon unterschieden werden könne. Auch sei es unklar, ob der liebe Gott sich bei der Beeinflussung von Gesundheit und Krankheit der betroffenen Menschen an die Regeln einer solchen wissenschaftlichen Studie halte. Auf jeden Fall könne eine solche Studie nicht als Beweis für oder gegen die generelle Wirksamkeit des Betens herangezogen werden. Aber es könnte ja sein, dass Gott auch die Wirkung innerhalb einer solchen Studie zulasse. Diese Überlegungen wurden nicht zufällig gemacht, hat doch schon die Byrd'sche Studie, noch viel mehr aber diejenige von Harris, zu diskutieren gegeben und auch grosse Empörung ausgelöst, insbesondere auch bei religiösen Gruppen, die es als Blasphemie empfinden, «Gott zu testen».

Meine methodischen Bedenken sind anderer Natur. Nehmen wir die Ergebnisse aus den PEAR-Studien zur Interaktion von Mensch und Maschinen und die Versuche zur unbewussten Beeinflussung von lebenden Systemen ernst, stellen sich einige Fragen zu den Studienergebnissen. Zahlreiche Arbeiten belegen nämlich die Veränderung physiologischer Werte wie Hautwiderstand, Blutdruck, Muskelaktivität und andere durch entfernte geistige Einwirkung, ohne dass dies den Zielpersonen bewusst geworden wäre. Erinnern wir uns auch an die in Kapitel vier beschriebenen Einwirkungen auf Körperzellen, die noch in 75 Kilometer Entfernung auf die vom Spender erlebten Gewaltszenen reagierten. Ob wir diese Resultate mit Telepathie, mit einem mentalen Feld oder dem holografischen Universum erklären; in jedem Fall müssen wir die Überzeugung hinterfragen, mit der Doppelverblindung könne eine Verzerrung durch den sogenannten Placeboeffekt ausgeschlossen werden. Wie wir gesehen haben, kann jeder Mensch durch seine Erwartung und seine Einstellung jedes Projekt und alles Geschaffene im Universum beeinflussen. Doppelblinde Versuchsanordnung schützt davor nicht. Bedenken wir Einsteins Aussage, wenn eine Maus das Universum betrachte, sei das Universum nachher verändert. Der Forscher Jeff Solfvin hat schon 1984 bei verschiedenen publizierten Forschungsarbeiten festgestellt, dass die Überzeugung der Versuchsleiter die Resultate beeinflusst und verzerrt. Wenn die von Tabakfirmen bezahlten Studien zur Schädlichkeit des Passivrauchens harmlosere Ergebnisse erbringen als die unabhängigen, dann dürften auch die von christlichen Forschern in christlichen Spitälern durchgeführten Studien zur Wirksamkeit des Betens eine Verzerrung aufweisen. Randolph Byrd war schon anfangs der Achtzigerjahre, als er seine Studie durchführte, ein überzeugter Evangelikalist und die von William Harris und seinem Team publizierte Arbeit wurde am episkopalischen St. Luke's Hospital, also im Spital des Heiligen Lukas, mit enthusiastischer Untersützung des Spitalpfarrers durchgeführt. Diese Einwände sprechen überhaupt nicht gegen die Studien und deren Schlussfolgerungen. Sie sprechen gegen die Annahme, man könne mit Studien objektive Wahrheiten herausfinden.

Larry Dossey, Buchautor und Chefherausgeber von «Alternative Therapies in Health and Medicine», ausserdem Professor am Departement für Psychiatrie der Universität von Kalifornien in Los Angeles, berichtet in seinem Buch «Heilende Worte» über seine anfängliche Verlegenheit, als er die Forschungsresultate zur Kenntnis erhielt, dass Beten mit grosser Wahrscheinlichkeit für kranke Menschen hilfreich sei. Sollte er die Resultate ignorieren oder seine medizinische Praxis durch die Resultate beeinflussen lassen? Alles sei auf die Frage hinausgelaufen: «Wirst du für deine Patienten beten oder nicht ?» Seine Verlegenheit dürfte er stellvertretend für viele Kolleginnen und Kollegen ausgedrückt haben, insbesondere nachdem auch – wie im ersten Kapitel erwähnt – bekannt wurde, wie hoch der Prozentsatz kranker Menschen ist, die sich wünschen würden, dass der Arzt mit ihnen betet.

Seltsam, dass bereits der Gedanke, ein Arzt könnte für und mit Patienten beten, ihn in den Augen vieler Kollegen etwas unseriös erscheinen lässt. Zu ergründen und zu verstehen, warum das so ist, dürfte eine anspruchsvolle Angelegenheit sein. Doch gilt es, sich darüber im Klaren zu sein, wie tief die religiöse oder weltanschauliche Enthaltsamkeit gegenüber Patienten in uns Ärzten verankert ist. Diese Vorsicht kann selber aus einer sehr spirituellen Haltung erwachsen. Dossey bringt es auf den Punkt, wenn er sagt: «Patienten sind oft sehr empfänglich gegenüber allem, was ein Arzt ihnen sagt, besonders, wenn sie schwer krank sind. Das macht es für Ärzte nur allzu leicht, sie als Beute für ihren persönlichen religiösen Glauben zu nehmen. Das ist einfach nur schäbiger Missbrauch von Macht.» Die religiös neutrale Ärztin steht für Toleranz gegenüber jeder religiösen Überzeugung ihrer Patienten, inklusive Atheismus, und dies ist eine sehr spirituelle Haltung, die auch den Arzt gegenüber Pfarrern und Priestern auszeichnet. Wie aber kann die Brücke geschlagen werden zur Integration all der wissenschaftlichen Erkenntnisse über die Heilsamkeit von Gebet und Religiosität/Spiritualität? Wir Ärzte habe keine Hemmungen, unsere Patienten zu Bewegung, gesunder Ernährung und Nichtrauchen anzuhalten, weil wir überzeugt sind, es würde ihrer Gesundheit gut tun. Verletzen Ratschläge, eine meditative oder religiöse Praxis ins Leben einzubauen, die Privatsphäre der Menschen mehr, als wenn wir uns in ihre Entscheidung zu rauchen oder nicht zu rauchen oder in ihre Ess- und Sexgewohnheiten einmischen, wie es heute zum Standard einer umfassenden Gesundheitsberatung gehört?

Der Gedanke, die Ärztinnen würden am Morgenrapport oder auf der Visite für oder gar mit Patienten beten, erscheint fast so befremdlich wie die Vorstellung, der Priester würde während der Messe auf dem Altartisch Menschen operieren. Und doch zweifelt kaum jemand daran, dass sich Medizin und Spiritualität einander in grossen Schritten annähern, heimlich noch viel schneller als öffentlich. Viele Ärztinnen beten für ihre Patientinnen, nur tun sie es heimlich. Man würde um nichts in der Welt durchschnittlichen

Kollegen dieses Geheimnis oder Tabu offenbaren. Vermutlich werden erst eigens eingerichtete Kurse und Ausbildungen hier etwas mehr Freiraum und Sicherheit schaffen und Richtlinien entstehen lassen, wie sich umfassende Toleranz und Akzeptanz gegenüber allen Glaubenshaltungen der Patienten mit der praktischen Umsetzung der wissenschaftlichen Erkenntnisse kombinieren lassen. Die Templeton-Stiftung gibt bereits Handbücher und Anleitungen für den ärztlichen Umgang mit der Spiritualität der Patientinnen heraus. Ärzte, die trotzdem nichts mit Religiosität zu tun haben möchten, müssen deshalb nicht weniger spirituell sein. Man kann Paulo Coelho beipflichten, der sagt, ein Atheist sei ein Mensch, der seine Spiritualität allein durch sein Tun verwirkliche. Von Jesus ist die Aussage überliefert, nicht diejenigen, die ständig «Herr, Herr» rufen würden, seien seine Jünger, sondern diejenigen, die seine Werke tun würden. Und im «Kurs in Wundern» steht die bedeutsame und provozierende Aussage, der Glaube an Gott sei kein sinnvolles Konzept, denn Gott könne man nur erfahren. Diese letzte Ansicht steht in Übereinstimmung mit der Ansicht mancher Heilerinnen. Die wachsende Abwanderung von den Kirchen dürfte gerade mit dieser Tatsache zusammenhängen, dass dort zwar oft viel über Gott geredet, aber wenig von ihm erfahren wird.

Nicht nur der evangelikale Hintergrund mancher Studienteams, die Beten untersuchen, gibt zu methodischen Fragen Anlass. Die meisten Gebetsstudien wählten die gleiche Studienanlage, wie sie traditionelle Medikamententests auf der Grundlage eines mechanistischen Wissenschaftsparadigmas aufweisen. Das heisst, es wird an der gleichen überholten Unterscheidung zwischen statistisch feststellbarer Placebo- und angeblich «objektiver» Wirkung festgehalten. Als Folge dieser mechanistischen Wirksamkeitsvorstellungen könnten gerade wesentliche Wirkungen verpasst und verschleiert worden sein. Die Betenden wussten nämlich von den Kranken, die nach Zufallsprinzip der Behandlungs- oder Kontrollgruppe zugeteilt worden waren, nur den Vornamen. Die mögliche besondere Resonanz zwischen Betenden und Kranken, wie sie durch innere Verwandtschaft und die bewusste Einstellung zustande kommt und sich beim Kontaktheilen als besonders wirksam erweist, wird durch diese Versuchsanordnung gerade ausgeschlossen. Erinnern wir uns daran, dass sogar die Wirkung auf die PEAR-Maschine wie auch auf die Zellen im Reagenzglas gerade durch solche Übereinstimmung oder Resonanz besonders ausgeprägt war. Am erfolgreichsten waren zwei Menschen, die eine von Herz zu Herz gehende Verbindung hatten. Und erinnern wir uns an das, was fast alle grossen Heilerinnen sagen: «Wir behandeln nicht Krankheiten, sondern kranke Menschen, und man kann nicht im Voraus sagen, ob eine Wirkung eintritt und ob sie auf der körperlichen, seelischen oder geistigen Ebene erfolgt oder auf allen dreien.» Schauen wir uns den Aufbau der zwei erwähnten Herzstudien an, dann ist von dieser spirituellen Weite und von Besinnung auf das Wesentliche des Menschen nichts wahrzunehmen. Wiederum kann Jesus zitiert werden, der gesagt hat, es würde dem Menschen nichts helfen, wenn er die ganze Welt gewinnen würde und er doch Schaden an seiner Seele nähme. In diesen doppelblinden, kontrollierten Studien wird Gott – so scheint es – zum Helfer des vordergründigen Körper-Reparaturbetriebes gemacht, wie dies sonst der sogenannten reinen Körpermedizin vorgeworfen wird. Sowohl die biblischen wie die von Heilenden unserer Tage vollbrachten Heilungen sind zum grössten Teil von anderer Art als die statistisch zwar signifikanten, aber von den betroffenen Menschen nicht wahrgenommenen Besserungen beziehungsweise die niedrigere Zahl von Komplikationen. Natürlich können und sollen immer körperliche Heilungen vorkommen; sie sind aber meist begleitet von einer veränderten Einstellung, einem veränderten Gefühl, vielleicht auch einer neuen Ausrichtung der Ziele und Werte des Lebens. Das aggressive, zielgerichtete Gebet zum Erreichen bestimmter Resultate ist nirgends als erfolgreich beschrieben, eher eine zwar hoffnungsvolle, zuversichtliche, aber trotzdem besinnliche Haltung der Demut und des Akzeptierens, wie es von Jesus vor seiner Festnahme berichtet ist: «Wenn mir dieses Leiden nicht erspart bleiben kann, bin ich bereit, deinen Willen zu erfüllen.» Und seine zentrale diesbezügliche Anweisung im Vaterunser hiess: «Dein Wille geschehe wie im Himmel so auf Erden», oder in der Übersetzung von Neil Douglas-Klotz:

«Hilf uns zu lieben, wo unsere Ideale enden, und
lass Handlungen des Mitgefühls erwachsen für alle Kreaturen.
Lass Himmel und Erde eine neue Schöpfung bilden,
indem wir Deine Liebe in der unseren entdecken.
Möge der brennende Wunsch Deines Herzens
Himmel und Erde vereinen durch unsere Harmonie.
Dein eigenes Verlangen wirkt dann in unserem –
wie in allem Licht, so in allen Formen.»

Diese besondere Haltung beim Beten ist durch die Jahrhunderte als wirkungsvoll bezeugt und zeigt sich bei der stärkeren Begabung der Kinder beispielsweise in den chinesischen Experimenten mit «Exceptional Human Functions». Das wie absichtslose, hingebende Sich-Verbinden bringt die stärksten Wirkungen hervor.

Das Stichwort Kinder führt uns erneut zu den Evangelien. Im achtzehnten Kapitel des Matthäus-Evangeliums wird geschildert, wie Jesus ein Kind in die Mitte der Jünger stellte und sagte: «Das will ich euch sagen, wenn ihr euch nicht ändert und so werdet wie die Kinder, kommt ihr nie in das Reich Gottes.»

In den bisherigen Gebetsstudien wird von der oben beschriebenen Einstellung wenig bekannt. Die Patientinnen werden zu passiven Empfängern einer vielleicht gewünschten, vielleicht unerwünschten möglichen Wirkung auf der körperlichen Ebene gemacht. Seelische und geistige Heilung durch das Gebet scheint nicht im Blickfeld der Forscher gelegen zu haben, würde sicherlich auch die Anlage einer randomisierten, kontrollierten Doppelblindstudie methodisch überfordern.

Kontaktheilen geschieht bei den einen Heilbegabten im Wachbewusstsein, bei den anderen in einer mehr oder minder tiefen Trance. Allgemein herrscht die Vorstellung, dass in Trance ein sogenannter Geistführer durch die Heilerperson wirkt. Aber auch die Heilerinnen, die im Wachbewusstsein arbeiten, geben an, dass geistige Wesen ihnen behilflich sind. Manche sagen einfach, sie seien ein Kanal für göttliche Kräfte. Offenbar erreichen viele Heiler zunächst in Trance bessere Resultate, mit zunehmender Erfahrung gelingt es ihnen jedoch, sich auch im Wachzustand für diese höheren Kräfte zu öffnen und zur Verfügung zu stellen.

Es gibt heute eine kaum mehr überblickbare Zahl von Büchern, in denen Heilerinnen und Heiler ihre Erfahrungen und ihre Lehrmeinung festgehalten haben. Harry Edwards Ratschläge aus den sechziger Jahren, niedergelegt im Büchlein «Wege zur Geistheilung», sind einfach, praxisnah und geeignet, den Unerfahrenen Mut zu machen. Er ist der Meinung, Trance sei für die Heilung nicht nötig und latente Heilkräfte hätten viele Menschen. Zur Frage, welche Menschen die Voraussetzungen hätten, als Heilerin arbeiten zu können, meint er: «Diejenigen, die mit anderen fühlen, ihre Not mitempfinden und vor allem den Wunsch haben, ihren Mitmenschen zu dienen. Nur aus dieser Gruppe kommen die Heiler. Wer den Wunsch hat, den Hilfsbedürftigen beizustehen, dessen Heilungspotential kann entwickelt werden. Dies ist umso sicherer, wenn der Wunsch zu einem tiefen Sehnen wird, Schmerz wegzunehmen und das Leid zu lindern.»

Weiter meint Edwards: «Wenn sie Heilungen gesehen haben, fühlen einige Leute den Drang zu heilen, und es gelingt ihnen weit über ihre Erwartungen. Heilen ist etwas Natürliches und es ist klar, dass diese Leute sich zum Heilen eignen. Sie sind Heiler in einfacher, ungekünstelter Art. Sie brauchen keine weitere Technik zu erlernen. Natürlich sind die Anfänger nicht zufrieden, auf so einfache Weise zu heilen. Sie möchten selbst etwas mehr dazu tun und begreifen nicht, dass es so einfach ist.» Zur Vorbereitung meint er: «Der angehende Heiler sollte sich auf einen Platz zurückziehen, wo er ungestört und ruhig 20 oder 30 Minuten verweilen kann. Später noch länger. Wir suchen nicht Konzentration, sondern Entspannung des Geistes. Man versuche jedoch nicht, sich gedankenleer 'zu machen', es gelingt nicht. Geistige Anstrengung oder Konzentration können die Gedanken nicht verbannen. Wir können uns aber beschaulich auf die Fühlungnahme mit der 'Geistsphäre' einstellen, um Kranke zu heilen, Schmerzen und Leidensursachen zu beheben. Wir können unsere Phantasie mit diesen Ideen spielen lassen. Unsere Gedanken beschäftigen sich mit diesen Dingen und unser Geist-Selbst hilft uns dabei.

Denke an Schönes! Nimm Ferien in einem Garten der Schönheit! Treibe in einem Boot entlang dem friedlichen Gestade! Versenke dich in die Ideale 'heiliger Schriften'. Fürchte dich nicht. Du musst dich körperlich und geistig wohl fühlen und wenn du diese Einstellung erreicht hast, denke an einen Verwandten oder Freund, der Hilfe braucht. Lass deine Bitte nachfolgen, sanft und natürlich an jene, die 'in dir lauschen', damit sie Schmerz, Starrheit, Überanspannung oder was immer es auch sei, 'wegnehmen', um Linderung und Wohlbefinden wiederherzustellen.» Harry Edwards gibt auch Ratschläge zur allgemeinen Lebensführung für Heilende, die sicher in Übereinstimmung sind mit allen Weisheitslehren, die von ihm aber wiederum durch ihre Schlichtheit beeindrucken: «Nach den Gesetzen wahrer Werte zu leben, niemandem Leid zuzufügen, immer dienen zu wollen, in allen Dingen duldsam zu sein und dich nicht durch Temperament oder Ärger zu einer Tat hinreissen zu lassen, die du dann bereust. Wenn du ein unerfreuliches Ereignis recht betrachtest, siehst du, wie bedeutungslos es ist, nicht wert einer Verstimmung. Hilf deinen Nachbarn in jeder Weise, stehe besonders jenen bei, die krank sind oder einen Irrtum begangen haben und eines Trostes oder eines Gefallens bedürfen. Wenn du während des Tages einen Leidenden siehst, denke an ihn und bitte später in der Ruhe für ihn um Hilfe.»

Für Heilende, die über die Anfängerphase hinaus sind, empfiehlt Edwards: «Die ganze Zeit über muss der Heiler auf seinen Geistführer und den Patienten eingestellt sein. Man soll das Gefühl erreichen, als ob die Hände dem Patienten gehörten und mit ihm zusammengeschweisst wären. Dann beginnt die Heilung. Der Heiler konzentriert sich nun ganz auf seine Arbeit und denkt nur an die Heilung. Er vergisst sich selbst. Nur seine Hand 'lebt'. In diese verlegt er sein ganzes Sein, sein Gemüt, sein wahres Selbst. Die Hand ist voller Leben, sie lebt. Er fühlt seine Hand nicht mehr als Teil von sich, sondern eher als seine geistige Hand im Kontakt mit dem Geistkörper des Patienten. Dies geschehe leicht und natürlich, ohne Anstrengung.»

Gehen wir zu Jesus zurück, von dem die ganze abendländische Heilungstradition massgebend ausgegangen ist. Am Ende des zehnten Kapitels des Markus-Evangeliums heisst es: «Als er (der Blinde) hörte, es sei Jesus, der Nazarener, begann er zu schreien: 'Sohn Davids, Jesus, erbarme dich meiner!' Viele begannen, ihn zu schelten, er solle doch schweigen; er aber schrie noch viel mehr: 'Sohn Davids, erbarme dich meiner!' Jesus blieb stehen und sprach: 'Ruft ihn her!' Und sie riefen den Blinden und sie sagten zu ihm: 'Sei guten Mutes; steh auf, er ruft dich.' Da warf er seinen Mantel ab, sprang auf und ging zu Jesus hin. Jesus wandte sich an ihn und sprach: 'Was willst du, das ich dir tun soll?' Der Blinde sagte zu ihm: 'Rabbuni, ich möchte wieder sehen.' Da sprach Jesus zu ihm: 'Geh hin, dein Glaube hat dir geholfen.' Und sogleich sah er wieder und folgte ihm auf dem Wege.»

Verschiedene in den Evangelien vorkommende Heilungsberichte enden mit der Bemerkung: «Dein Glaube hat dir geholfen», und leiten damit unmittelbar zu den Placebodiskussionen der heutigen Medizin über, die es vielen so schwer machen, das Spirituelle Heilen ernst zu nehmen. Der Glaube und das Vertrauen sind ohne Zweifel entscheidende Faktoren beim Spirituellen Heilen. Allerdings machen es sich die Skeptiker, die das ganze als ausschliesslich psychologischen Erwartungseffekt oder Placebowirkung erklären, zu einfach. Würde Spirituelles Heilen nur auf Suggestion und Placebo beruhen, wäre dies die grösste Blamage für uns Schulmediziner. Wir hätten es trotz unserer mehr als zehnjährigen Ausbildungen für Hunderttausende von Franken nicht geschafft, Suggestionen so heilend einzusetzen, wie unzählige Laien dies können. Der Einwand, die nachgewiesenen Heilungen bei Tieren, wie sie in Kapitel vier geschildert werden, würden gegen eine Placebowirkung sprechen, ist allerdings auch nicht ganz richtig. In (ethisch fragwürdigen) Tierversuchen wurden Mäuse mit einem in einer Zuckerlösung enthaltenen Mittel gefüttert, das ihr Immunsystem zerstörte. In einer zweiten Phase wurde nur noch Zuckerlösung gegeben und die Zerstörung des Immunsystems schritt weiter voran. Offensichtlich hatten die Mäuse die krankmachende Wirkung des Mittels mit dem süssen Geschmack der Lösung assoziiert und «brauchten» die Giftwirkung des Mittels für das innere Zerstörungswerk nicht mehr. Das ist ein typischer, allerdings negativer Placeboeffekt; offensichtlich ist dies auch bei Tieren möglich.

Gleich nachdem im fünften Kapitel des Markus-Evangeliums von der Heilung der blutflüssigen Frau berichtet wird, lesen wir im sechsten Kapitel von Jesu Erfahrungen in seiner Heimatstadt Nazaret. Er war dort aufgewachsen und bekannt; seine Geschwister lebten dort. «Darum wollten sie nichts von ihm wissen. Deshalb konnte er dort auch keine Wunder tun; nur einigen Kranken legte er die Hände auf und heilte sie. Er wunderte sich, dass die Leute von Nazaret ihm das Vertrauen verweigerten.» Selbst Jesus konnte gegen die Skepsis der Leute nichts ausrichten. Ich glaube, diese Berichte im fünften und sechsten Kapitel sagen sehr viel aus über die Sache mit dem Placebo. Wenn ein Mensch zu einer Heilerin kommt und sagt: «Ich bin skeptisch, eigentlich glaube ich nicht an solche Sachen», kann trotzdem eine Heilung möglich sein. Dass dieser Mensch den Weg unternommen hat, zeigt, dass die Seele bereit ist, auch wenn der Verstand noch zweifelt. Wenn aber Menschen wirklich solche Art von Heilung oder den heilbegabten Menschen ablehnen, dürfte in der Regel eine Wirkung nicht möglich sein. Dies hat schon oft zu Missverständnissen geführt, indem Journalisten und Wissenschafter, die grundsätzlich skeptisch eingestellt sind, Beweise verlangen, die in dieser Art kaum möglich sind. Wenn jemand nicht an die Phänomene des Geistigen Heilens glauben will, wird man ihn auch nicht überzeugen können, mit keinem Mittel.

Heilende sagen, dass sie den Menschen behandeln und dass man nicht voraussagen kann, ob die Behandlung wirkt, ob sie das Symptom oder die Krankheit beseitigt oder ob eine ganz andere Wirkung eintritt, die zwar für die Kranken auch hilfreich ist, aber nicht im Sinne der Erwartung. In der schulmedizinischen Forschung des statistischen Wirkungsnachweises nach Goldstandard hat eine solche Methode kaum Chancen auf Anerkennung, da eben nur die im Voraus beabsichtigten Wirkungen zählen, nicht aber die sogenannt unspezifischen Effekte. Wenn eine Frau mit ungewollter Kinderlosigkeit kommt, zählt nur, ob sie schwanger wird, nicht, ob sie ihre kalten Hände und Füsse verliert oder ihr Kopfweh; ob sie die Schmerzmittel absetzen oder auf eine vorher als notwendig erachtete Operation verzichten kann. Alle diese Effekte, so stark sie auch sein mögen, gelten als unspezifische Wirkungen und zählen im Sinne einer klassischen schulmedizinischen Studie wenig. Wichtig wäre, dass die Schulmedizin sich vermehrt auf Wirksamkeitsprüfungen einlassen würde, in denen der Placeboeffekt mit eingeschlossen wäre und in denen die sogenannt unspezifischen Wirkungen, die man auch als positive Nebenwirkungen bezeichnen könnte, vollgültig miterfasst würden. Solange die Illusion vorherrscht, man könne einen vom Bewusstsein unabhängigen objektiven Effekt von der Placebowirkung trennen, werden wir diesbezüglich nicht vorankommen. Die neueste Entwicklung in der schulmedizinischen Forschung scheint tatsächlich auch in diese Richtung zu gehen; allerdings fehlen auch in akademischen Kreisen die entsprechenden Kenntnisse noch weitherum.

Wir können selbst mit einer grundsätzlich positiven Einstellung eine geistige Heilung nicht nur fördern, sondern ebenso behindern, wie eine persönliche Erfahrung anlässlich eines Fernheilexperimentes besonders deutlich macht:

Ein knapp 30-jähriger Mann litt an einer Psoriasis (Schuppenflechte) an Ellbogen und Knien und klagte ausserdem über therapieresistente grosse Müdigkeit und ein ungewöhnliches Schlafbedürfnis. Nach seinen Schilderungen verspürte er sehr schnell nach Beginn des Fernheil-Tests ein Schwinden der Müdigkeit und die Schlafzeit von 12 bis 14 Stunden regulierte sich wieder auf eine normale Zeit von etwa 8 Stunden ein. Er spürte wieder Energie, sein Haus weiterzubauen, seine depressive Isolation löste sich auf und er ging wieder unter die Leute. Er wagte sogar erstmals, im Sommer mit einem T-Shirt unter die Leute zu gehen, trotz seiner grossen Psoriasis-Flecken an den Ellbogen. Vergeblich wartete er auf das Verschwinden dieser Hautschuppung. Eine Woche vor der Schlussuntersuchung schickte er die letzten ausgefüllten Protokolle ab und zog für sich selber den Schluss, dass er wohl die Hoffnung aufgeben müsse, dass seine Schuppenflechte verschwinden würde. Auch wenn er auf vielen Ebenen Besserung erfahren hatte, sein Hauptwunsch war nicht in Erfüllung gegangen. Erstaunlicherweise verschwanden in den folgenden Tagen die Krusten sowohl an den Ellbogen wie an den Knien, so dass er beim Schlussinterview völlig psoriasisfrei war. Nur die Haut war noch etwas glatt und glänzend. Vermutlich hat die starke Erwartung und das Sich-Versteifen auf die körperliche Heilung gerade diese Heilung blockiert und erst das innere Loslassen hat doch noch zum Erfolg geführt. Erinnern wir uns an die Erfahrungen mit den PEAR-Experimenten in Princeton, wo diejenigen Versuchspersonen am meisten Erfolg hatten, die eine Verbindung mit der Maschine geschehen lassen konnten, ohne sich auf die Beeinflussung zu versteifen.

Begabte und erfahrene Heilerinnen und Heiler sagen, jede Krankheit könne auf geistigem Weg geheilt oder zumindest gebessert werden, aber nicht bei jeder Person und nicht zu jedem Zeitpunkt. Die Seele müsse für die Heilung bereit sein. So kommt es, dass schulmedizinisch nicht zu heilende Personen bei Geistheilenden schnell und wirkungsvoll Hilfe finden. Andererseits können schulmedizinisch leicht zu heilende Erkrankungen in gewissen Fällen der Geistheilung vollständig widerstehen.

Auch Harry Edwards beschäftigte sich mit der Frage, warum gewisse Heilungen misslingen und schrieb, vielleicht sei diese Frage am schwersten zu beantworten und er könne nur wahrscheinliche Gründe angeben. Er bestätigt, dass er immer wieder erlebte, dass eine Krankheit, obwohl schwerwiegend, bei der einen Person auf Geistheilung ansprach, während sie bei einem anderen Menschen nicht behoben werden konnte, obwohl sie vielleicht nicht so ausgeprägt war. Manchmal sei die Krankheit zu weit fortgeschritten, wie beispielsweise bei Krebserkrankungen, und der Tod komme dem Heilungsprozess zuvor, da die Geschwulst schneller wachse als die Heilkräfte wirken könnten. Bei anderen fortgeschrittenen Krankheiten, wie bei gewissen Rheumatismusformen, könnten die körperlichen Veränderungen vielleicht nicht mehr völlig rückgängig gemacht werden und die Heilung bleibe unvollständig. Der Geistheiler erlebe auch, «dass seine Familienangehörigen weiter leiden, während Freunde geheilt werden. Er muss lernen, sich damit abzufinden, aber niemals sollte er an den Geist-Heilungskräften zweifeln.»

Fast alle Heilerinnen betonen, die Einstellung und die Bereitschaft der Patienten müsse miteinbezogen werden, die Kranken müssten vernünftig leben, an der Heilung mitwirken und die Ratschläge der Heilerin befolgen, nicht anders als in der Schulmedizin. Beim Spirituellen Heilen geht es jedoch oft nicht nur um äussere Verhaltensweisen, sondern um eine spirituelle Ausrichtung des ganzen Lebens. Ein weiterer grosser Lehrer des Geistigen Heilens beziehungsweise dessen Heilerorganisation in England, White Eagle, formuliert das ganz klar: «Ihr glaubt an eine unsichtbare Lebenskraft, eine alles bewirkende Macht, die euch von Krankheit und Schmerzen, von Disharmonie und Verwirrtheit befreit. Diese Kraft aber braucht ein Tor, durch das sie eindringen kann. Und so solltet ihr euren Körper und euren Geist auf das Einströmen göttlicher Heilkräfte vorbereiten und eure Seele öffnen. Nur allzu viele suchen Heilung, ohne sich darüber klar zu werden, dass sie Geist sind und sie selbst ebenso viel zu ihrer Genesung beitragen müssen wie jeder Heiler. Es steht nicht im Einklang mit dem göttlichen Gesetz, dass der Leib vollständig geheilt werden kann ohne eine Mitwirkung der Seele. Ehe der Körper ganz gesund wird, müsst ihr euren Teil zu seiner Heilung beitragen, denn die Seele muss erfahren, dass es der Sinn jeder Krankheit ist, aus ihr etwas zu lernen. Betet deshalb darum, dass ihr die Ursache und den Sinn von Krankheit und Unglück, die euch treffen, zu verstehen lernt.» Diese Gedanken führt White Eagle mit grosser Konsequenz weiter und sagt: «Danket daher Gott für alles Leid und alle Prüfungen, die zur Erlernung der Selbstdisziplin notwendig sind. Erst durch sie werdet ihr die Schönheit des himmlischen Lebens wahrhaft verstehen und in euch aufnehmen können. Wenn du dich deinen täglichen Aufgaben widmest, vergiss nicht jene ruhigen Augenblicke, in denen du in der Stille deines innersten Heiligtums eine geistige Kraft spürst, die dich behutsam wie mit Engelsflügeln berührt. Es gibt so viele Dinge, die deinen Geist ablenken und deine Seele beunruhigen, doch rufe dir immer wieder in Erinnerung, dass dieses Licht, diese Gegenwart Gottes, in dir ist und die Macht inne hat, über all deine Gedanken und Gefühle, über deinen Körper und deine materiellen Bedingungen zu herrschen.»

Wenn wir in der Medizin nur die Ebene des Körpers und des Verhaltens betrachten, werden wir eine Gesellschaft produzieren, in der mehr und mehr Menschen chronisch erkranken, weil ihre seelischen und charakterlichen Blockierungen nicht angegangen werden. Dies dürfte ein wichtiger Faktor für die Kostensteigerung im Gesundheitswesen sein. Das Nichtbeachten dieser Zusammenhänge ist auch eine der Hauptursachen für das Versagen der präventiven Anstrengungen. Bisher haben nur jene präventiven Massnahmen wenigstens einen vorläufigen Erfolg, bei denen man den Leuten eine Tablette oder etwas ähnliches geben kann. Alle präventiven Massnahmen, die eine tiefer gehende Einsicht voraussetzzen, haben in der Schulmedizin weitgehend versagt, während spirituell erwachte Menschen ihre Gesundheit am ehesten als höchst persönliche Aufgabe sehen. Ein politisches System, das diese Zusammenhänge nicht beachtet und die gesetzlichen Bedingungen der Krankenversicherungen so regelt, dass der Einzelne seine Mitverantwortung nicht wesentlich spürt, wird immer versagen. Da kann noch soviel Wettbewerb eingeführt, noch soviel Beschränkung auf der Anbieterseite errichtet werden, der Markt wird sich weiter ausdehnen, weil wir zuerst immer versuchen, ohne Einsicht in unser Wesen und ohne Verhaltensänderungen unsere Gesundheit wieder zu erlangen. Da ist uns nichts zu teuer, solange es uns persönlich nichts oder wenig kostet.

Wenn wir an der Volksgesundheit und an der Kostenspirale im Gesundheitswesen etwas verändern wollen, geht es darum, zunächst diese für uns schmerzlichen, aber auch befreienden Zusammenhänge offen auszusprechen und den Menschen deutlicher als bisher zum Nachdenken über sich selbst und über die Zusammenhänge zwischen Gesundheit und Krankheit zu verhelfen. Die Aufklärung allein genügt allerdings nicht, wir müssen den Menschen auch Wege aufzeigen, sich selbst wirklich zu ändern.

Von manchen Heilenden kann man hören, oft sei es aus spirituellen oder karmischen Gründen nicht erlaubt, dass einem Menschen zu einem bestimmten Zeitpunkt geholfen werden dürfe; hingegen könne zu einem späteren Zeitpunkt die gleiche Krankheit beim gleichen Menschen vielleicht schnell und leicht behoben werden. Wenn Heilpersonen wirklich hellsichtig sind und gewisse Ursachen der Erkrankung und Wege der Selbstheilung sehen, dürfen sie den Hilfesuchenden sicherlich einen Rat geben. Keineswegs erlaubt ist, den Menschen zu sagen, sie seien selbst schuld, wenn sie nicht gesund würden, und ihnen damit gar noch Schuldgefühle zu machen. Dies ist manchmal eine bequeme, aber destruktive Abwehr von Menschen, die ihre eigene Hilflosigkeit gegenüber leidenden Menschen nicht ertragen.

Nach White Eagle sollten es sich Heilende zur Regel machen, nicht viel Kraft und Zeit für die Heilung von Krankheiten zu investieren, die schulmedizinisch gut und leicht behandelt werden können. In der heutigen Situation ist diese Gefahr auch eher gering, da die Menschen in der Regel zuerst schulmedizinische Hilfe suchen. In gewissen Fällen lässt sich der Grund für eine nicht erfolgte Heilung zumindest erahnen. Zum Beispiel kam ein 70-jähriger Patient mit Parkinson-Syndrom zur geistig-energetischen Behandlung. Er erschien als sehr menschenfreundlicher und wesentlich abgeklärter Mann. Durch die Behandlung kamen ganz andere Gefühle zum Vorschein, er wurde mit einem tiefsitzenden Menschenhass konfrontiert. Das war so erschreckend für ihn, dass er die Behandlung sofort abbrach.

Erinnern wir uns daran, dass es letztlich immer darum geht, den Geist, die Seele, den Charakter zu heilen. Tiefsitzende Gefühle von Verletzung, Wut, Hass blockieren oft das Weiterkommen. Oft haben sich die Blockierungen auch im Körper festgesetzt, ohne dass die Menschen dies realisieren. Viele derartig Kranke atmen beispielsweise nicht richtig, um das Erleben dieser unangenehmen Gefühle zu vermeiden. Aus diesen Blockierungen sind nicht selten bereits körperliche Störungen und Krankheiten entstanden. In manchen Fällen kommen solche Patientinnen auch mit Meditation, Gebet, Yoga usw. nicht voran, bevor die Blockaden und Schmerzen erfahren und aufgelöst worden sind. Solche in der Tiefe festgehaltene negative Gefühle können den Versöhnungsprozess vollständig blockieren. Die Gabe von Antidepressiva oder anderen Psychopharmaka begünstigt oft diese Verdrängungsprozesse. Vermutlich dürften deshalb viele Menschen mit diesen Therapien nicht endgültig geheilt werden. Viele psychisch Kranke, insbesondere Depressive, berichten, sie hätten vielleicht vor zehn Jahren, dann wieder vor vielleicht vier Jahren Depressionen durchgemacht und hätten durch Antidepressiva Hilfe erhalten. Bei der erneut aufgetretenen Depression aber würden einfach keine Mittel mehr helfen. Deshalb verwundert es auch nicht, dass die Zahl der

Berentungen gerade auch bei jungen Menschen in den letzten Jahren um mehrere hundert Prozent zugenommen hat, obwohl die Kosten für Antidepressiva sich innerhalb von nur fünf Jahren verdoppelt haben. Für jedermann, der die Menschen als geistige, zum spirituellen Wachstum bestimmte Wesen begreift, sind diese Zusammenhänge nachvollziehbar. Schmerzen, Wut oder Hass sind nicht aus dem Organismus verschwunden, indem man sie verdrängt, sei es durch psychologische Abwehrvorgänge oder mit Psychopharmaka.

Viele Menschen machen nicht nur eine schulmedizinische, sondern auch eine komplementärmedizinische Odyssee durch, bevor sie die richtige Hilfe finden. Wenn Hilfesuchende dann schliesslich doch irgendwo Heilung bekommen, heisst das nicht, dass diese Heilperson besser ist als alle vorangehenden, es bedeutet eher, dass jetzt die Richtigen zum richtigen Zeitpunkt zueinander gefunden haben. Das richtige geistige Feld konnte entstehen, die richtigen Erfahrungen waren vorangehend gemacht und die kranke Person ist schliesslich bei der richtigen Heilerperson – schulmedizinisch oder komplementär ausgerichtet – gelandet. Das Finden der richtigen Heilerperson ist ein enorm wichtiger Prozess, der in der Schulmedizin viel zu wenig Beachtung findet. Gerade weil jeder Mensch ein einmaliges Individuum ist, muss er zu der Heilerperson gelangen, mit der er in eine gute Resonanz kommt. Es ist tatsächlich wie in der Musik. Wenn wir mit der Stimmgabel den Ton A anschlagen, werden beispielsweise die Gitarre- oder auch Klaviersaiten nur zum Schwingen kommen, wenn sie auf den gleichen Ton gestimmt sind. Alle anderen Saiten bleiben stumm, auch wenn der Initialton noch so stark ist. Kein Mensch käme auf die Idee, die Klavier- oder Gitarresaiten nach dem Zufallsprinzip zu verteilen, um die Wirkung des Tones A auf Saiteninstrumente bzw. deren Saiten zu untersuchen, weil wir aus Erfahrung von vornherein wissen, dass nur die gleich gestimmten, die in Resonanz treten können, auf den Initialton anklingen. Die meiste Forschung in der Schulmedizin beachtet dies nicht.

Heilungssuchende sollen deshalb immer in erster Linie auf ihr Gefühl vertrauen, wenn sie eine Heilerperson suchen. Es kann jemand noch so berühmt, aber trotzdem für das eigene Problem nicht die richtige Person sein. Es ist sehr empfehlenswert, bei vertrauten Personen nachzufragen, die schon entsprechende positive oder auch negative Erfahrungen gemacht haben. In der Regel wirkt auch hier das Prinzip der Gleichgestimmtheit, indem man bei dieser Art von Selektionsprozess am ehesten auf eine Person trifft, mit der man in gute Resonanz kommt und die für einen entsprechend hilfreich ist. Ein längerer Such- und Findeprozess kann nie ausgeschlossen werden; ein solches Suchen ist oft auch ein wichtiger Lehr- und Reifungsweg, bis man schliesslich dort ankommt, wo einem Hilfe geboten werden kann. Die vielen Empfehlungen und Warnungen, zu wem man gehen soll und zu wem nicht, sind mit einem gewissen Fragezeichen zu versehen. Manchmal gehört es offenbar dazu, zuerst bei einer ungeeigneten Person oder gar bei einem Scharlatan zu landen. Solche Erfahrungen können schmerzhaft, aber oft ungeheuer wertvoll sein und zu wichtigen Einsichten verhelfen. Die gut gemeinten Empfehlungen und Warnungen beruhen oft auf der Illusion, es gäbe eine objektive Wahrheit für jedermann. Nach Überzeugung der meisten Heilenden sind wir auf dieser Erde, um Erfahrungen zu sammeln und zu reifen. Diesen ganz persönlichen Reifungsweg kann uns niemand ersparen.

Wie schon mehrfach erwähnt, kann geistige Heilung in der Mehrzahl der Fälle das blockierte System eines Menschen auf der körperlichen, seelischen oder geistigen Ebene wieder in Bewegung bringen, es bleibt aber oft danach für die Heilungsuchenden noch sehr viel zu tun. Oft ermöglicht geistige Heilung, dass schulmedizinische Therapien, die vorher nicht mehr griffen, überhaupt wieder Wirkung zeigen und einen Heilungsprozess voranbringen.

Beim Spirituellen Heilen ist die Zielrichtung die gleiche wie in der einsichtsvermittelnden Psychotherapie; daher kann auch alle Psychotherapie dieser Art im weitesten Sinne spirituell genannt werden. Viele herausragende Heilerinnen und Heiler sind tatsächlich der Ansicht, dass der grösste Teil unserer Erkrankungen im Seelischen ihren Ursprung haben. Die körperlichen Krankheiten, die in der klassischen Medizin aufgrund ihres mehr oder weniger einheitlichen Erscheinungsbildes unter einer bestimmten Diagnose zusammengefasst werden, sind in der Sicht von geistig Heilenden nur der Endpunkt gänzlich verschiedener Ausgangssituationen, die im je individuellen Wesen der einzelnen Menschen und in ihren individuellen Sichtweisen und Verhärtungen ihren Ursprung haben. Ein ganz wesentliches Element ist gemäss dieser Sichtweise die innere Verlorenheit der Menschen, weniger intellektuell und mental als seelisch und geistig. Deshalb ist es ein vordringliches Ziel mancher Heilerinnen und Heiler, den Menschen wieder dazu zu verhelfen, sich selbst zu spüren und – wie sie sagen – damit auch die Verbindung zu Gott wieder zu erfahren. Dieser enge Zusammenhang zwischen der Möglichkeit, sich selbst zu spüren und Gott zu erfahren, kann durchaus schon in der Bibel gesehen werden, z. B. im Erlebnis des Moses mit dem brennenden Dornbusch, bei dem Moses auf die Frage: «Wer bist du?» die Antwort erhielt: «Ich bin, der Ich bin». Bei Jesus heisst es: «Das Reich Gottes ist nicht hier oder dort, nicht dass man es mit Augen sehen kann, das Reich Gottes ist inwendig in euch»; im Buddhismus heisst es: «Schaue nach innen, du bist der Buddha», im Siddha-Yoga : «Gott wohnt in dir als du», und im Islam: «Wer sich kennt, kennt seinen Herrn.» Diese Erkenntnis scheint von vielen Heiligen und Mystikern nachvollzogen worden zu sein. So hat der heilige Clemens gesagt: «Wer sich kennt, kennt Gott.» Und White Eagle sagt: «Tief im Zentrum deines Herzens enthüllt sich dir das Licht des Sohnes Gottes, rein und heilig. Er ist noch wie ein kleines Kind in dir, das allmählich zu voller Grösse und Reife heranwachsen muss, um zum vollkommenen Menschen, zum Christus-Menschen zu werden.»

Die weiter oben von Jesus zitierte Aussage kommt noch deutlicher formuliert im sogenannten Thomas-Evangelium vor und wurde im leider wenig beachteten Film «Stigmata» dramatisch umgesetzt. Tatsache ist, dass die meisten Heilenden sich zu einer mystischen religiösen Tradition bekennen, nach der die Menschen Gott oder einen Gottesfunken im Herzen erfahren. Ebenso häufig ist das Bekenntnis der meisten heutigen Heilbegabten zur Idee der Reinkarnation, ein weiterer Konfliktpunkt mit den traditionellen Kirchen, die oft das Geistige Heilen grundsätzlich ablehnen oder es auf gewisse sehr eng definierte christliche Methoden begrenzen und alle Heilungen ausserhalb dieses Bekenntnisses als heidnisch und magisch verurteilen. Den Heilenden widerfährt das gleiche Schicksal wie Jesus, dem von der damals etablierten Religion auch vorgeworfen wurde, er habe einen Dämon oder gar den obersten der Dämonen in sich, wenn er in der Art heilen könne, wie es von ihm berichtet wird.

Geistiges Heilen will also den Menschen dieses Göttliche in sich selbst wieder erfahrbar machen und damit den Anstoss zur Heilung geben. Es ist ein Impuls, dass der Mensch sich wieder auf den Weg einer umfassenden Heilung begeben kann, unabhängig davon, ob ein körperliches Leiden fast sofort, allmählich oder gar nicht verschwindet. Manchmal ist im Verlaufe einer Krankheit offenbar schon so viel Einsichtsarbeit geschehen, dass eine Heilung sofort auch auf körperlicher oder seelischer Ebene eintreten kann. Dies sind jedoch die Ausnahmen. Vermutlich wollte auch Jesus auf diese Einsichtsarbeit hinweisen, wenn er den Menschen nach der Heilung den Ratschlag erteilte: «Metanoiete – denkt um!» Er wies damit darauf hin, dass der Mensch einen aktiven Prozess der Einsicht und der Verhaltensänderung eingehen muss, wenn seine Gesundheit nachhaltig verbessert werden soll.

Geistige Heilungen mit körperlichen Veränderungen sind in unserem Kulturkreis und von unseren Ärzten besonders schwer zu akzeptieren. Manche Kollegen sind dem Spirituellen Heilen gegenüber durchaus tolerant und denken, wenn es nichts nütze, so werde es doch nicht schaden. Sie sehen den Placeboeffekt, der das psychische Wohlbefinden durch Suggestion verbessere, ohne dass die Krankheit aber tatsächlich eine Änderung erfahren hätte. Dass im medizinischen Alltag entscheidende körperliche Veränderungen passieren könnten, wird meist für unmöglich gehalten und hat bremsende Auswirkungen auf die wissenschaftliche Forschung, wie dies die Erfahrungen mit unserem eigenen Forschungsprojekt deutlich machen:

Im Rahmen des ersten – nachher gestoppten – Projektes waren drei Frauen infolge der Behandlung schwanger geworden. Besonders eindrücklich war der Verlauf bei einer jungen an Depressionen leidenden Frau, die vorgängig wegen Kinderlosigkeit nach allen Regeln der medizinischen Kunst und Wissenschaft abgeklärt worden war. Der Befund lautete auf beidseitigen Eileiterverschluss und nach Expertenmeinung bestand keine Aussicht auf spontanes Eintreten einer Schwangerschaft. Die Patientin war bereits für eine sogenannte künstliche Befruchtung, eine Invitro-Fertilisation, vorgemerkt, als sie von der Heilerin behandelt wurde. Nach der zweiten Behandlung kam die Heilerin zu mir und sagte: «So, diese Frau haben wir richtig durchgepustet, die kann jetzt schwanger werden.» Das Unglaubliche geschah, schon im nächsten Zyklus wurde die Frau schwanger und interessanterweise hörte sie eines Morgens beim Aufwachen eine Stimme, die ihr sagte, sie solle einen Test machen, noch bevor sie selbst die Schwangerschaft vermutet hatte. Der Test war positiv und die Freude gross. Inzwischen ist diese Frau glückliche Mutter zweier Kinder. Nach Eintreten der Schwangerschaft konsultierte ich zwei medizinische Spezialisten auf diesem Gebiet, ohne zu sagen, was vorgefallen war, und erkundigte mich nach den Chancen für eine spontan eintretende Schwangerschaft. Nachdem diese Fachleute erfahren hatten, wo und wie die Patientin gynäkologisch abgeklärt worden war, stellten sie fest, die Abklärung erscheine ihnen untadelig und das Resultat hieb- und stichfest. Damit sei die Chance auf eine spontane Schwangerschaft gleich null. Als ich ihnen die Sache mit der nach Spirituellem Heilen erfolgten Schwangerschaft erzählte, sagten sie nicht viel. Es wurde aber deutlich, dass sie eher an meinem

Verstand zweifelten, als das für sie wundersame Geschehen zu glauben.

Diese Begebenheit berichtete ich dem Leiter des Zentrums für Fortpflanzungsmedizin an der Universitätsfrauenklinik Basel, Prof. Dr. Christian de Geyter, mit der Frage, ob er bei einem entsprechenden Forschungsprojekt mitmachen würde. Er zeigte sich erstaunlich aufgeschlossen, wendete aber ein, Frauen mit Eileiterverschluss könnten wir nicht für das Projekt gebrauchen. «Wenn diese Frauen schwanger werden, glaubt niemand aus dem Kollegenkreis, dass dies durch geistige Heilung geschehen ist. Man würde dann annehmen, wir könnten die Eileiterdurchgängigkeit nicht zuverlässig abklären.» Er liess schliesslich durchblicken, dass er auch Mühe habe zu glauben, dass richtig verwachsene Eileiter durch Geistiges Heilen sich öffnen würden. Ausserdem gab er zu bedenken, dass selbst bei sorgfältiger Abklärung nach allen Regeln der Kunst 2 – 3 % Fehldiagnosen auftreten könnten. Er schlug vor, statt dessen in der Studie Frauen mit Eierstockunterfunktion zu behandeln, weil diesen Frauen durch die medizinische Wissenschaft sowieso nicht geholfen werden könnte. Dieses Forschungsprojekt wurde von der überregionalen Ethikkommission UREK der Schweizerischen Akademie der Medizinischen Wissenschaften schliesslich nach manchen Kritiken und Verbesserungsvorschlägen, die wir berücksichtigen mussten, bewilligt. Dem Projekt mit ungewollter Kinderlosigkeit kam in der Beurteilung durch die Ethikkommission zugute, dass das Behandlungsresultat eindeutig und undiskutabel ist, nämlich schwanger ja oder nein, ein bisschen schwanger gibt es nicht. Eine Verzerrung, indem die Resultate ein wenig geschönt werden, ist damit ausgeschlossen. Die Mitwirkung eines neutralen, fachlich über alle Zweifel erhabenen Partners im Leiter des Fertilitätszentrums an der Universitätsfrauenklinik Basel ist eine einmalige Chance. Im Falle eines Erfolges steigt damit die Glaubwürdigkeit der Studie um ein Vielfaches an. Diesem Kollegen, Prof. Dr. med. Christian de Geyter, und dem Direktor der Universitätsfrauenklinik, Prof. Dr. med. Dr. h.c. Wolfgang Holzgreve, gebührt grosser Dank für ihre Offenheit und Unvoreingenommenheit.

Bei einem Erfolg der Studie wird dies ein Mosaiksteinchen sein im Korridor, der zur Anerkennung körperlicher Veränderungen durch Spirituelles Heilen führt. Ähnlich hat Herbert Benson in Harvard ein Zeichen gesetzt, als er in einer Studie nachwies, dass durch regelmässige Meditation auch arteriosklerotische Blutgefässe sich wieder regenerieren können.

Im Zusammenhang mit seinen Krebsheilungen, die er nach seinen Worten hundertfach erlebte, hat der Heiler Harry Edwards geschrieben: «Es gibt vielleicht wenig Leiden, bei denen Ärzte so oft ihre Diagnosen geändert haben, wie bei geistgeheilten Krebspatienten. Die Ärzte verstehen nicht, wodurch der Wechsel eintrat und müssen daher ihre ursprünglichen Diagnosen ändern.»

Geistiges Heilen ist kein Privileg der Komplementärmedizin. Immer mehr Personen aus dem medizinischen Bereich erkennen in den letzten Jahren ihre intuitiven und heilerischen Fähigkeiten. Vermutlich haben viele dieser Menschen aus dieser Veranlagung heraus einen medizinischen Beruf gewählt. Hinter vorgehaltener Hand erzählen mir Ärzte, Pflegepersonen und andere, wie sie mit Handauflegen Herzrhythmusstörungen behandeln, Verwirrtheitszustände bessern und Angstzustände beheben. Dass auch an Kliniken auf allen Hierarchiestufen und in den verschiedensten Berufen immer mehr Leute einsichtig werden, lässt vermuten, dass der Zeitpunkt nicht mehr fern ist, wo die Anzahl der entsprechenden Menschen eine kritische Grösse erreicht hat und dann ein vermutlich relativ schneller Umschwung entsteht. Es ist eine sehr erfreuliche Erfahrung, wenn man sich mit seiner Überzeugung outet und dann im Gespräch immer wieder Bekenntnisse zu hören bekommt von Menschen, bei denen man eine diesbezügliche Offenheit überhaupt nicht vermutet hätte.

9. Arbeiten mit der Aura

Im Evangelium nach Markus, im fünften Kapitel, heisst es: «Da war eine Frau, die 12 Jahre an Blutfluss litt und von vielen Ärzten viel ausgestanden und all das ihre aufgewendet hatte, ohne Erfolg zu finden. Sie war vielmehr nur noch schlimmer daran. Sie hatte von Jesus gehört, trat in der Menge von rückwärts hinzu und berührte sein Kleid; denn sie sagte sich: Berühre ich nur sein Gewand, so werde ich geheilt. Und sofort versiegte der 'Quell ihres Blutes' und sie fühlte am Körper, dass sie geheilt war von der Plage. Sofort aber merkte Jesus an sich die von ihm ausgehende Kraft, wandte sich in der Menge um und sprach: 'Wer hat mein Gewand berührt?' Seine Jünger sagten zu ihm: 'Du siehst, wie das Volk dich umdrängt und du sagst: Wer hat mich berührt?' Er aber blickte umher, um nach der zu sehen, die es getan hatte. Die Frau aber kam herbei, furchtsam und zitternd und mit dem Wissen um das, was ihr geschehen war, fiel vor ihm nieder und sagte ihm die ganze Wahrheit. Er aber sprach zu ihr: 'Tochter, dein Glaube hat dir geholfen; geh hin in Frieden und sei geheilt von deiner Plage!'»

Diese Geschichte ist wissenschaftlich ganz besonders interessant. Sie zeigt nämlich, dass Jesus die von ihm abgehende Heilkraft wahrnehmen konnte. Der Ausdruck Heilkraft wird hier gewählt, weil der Begriff Information vielleicht doch noch ungewohnt ist, der Begriff Energie vermutlich irreführend. Heilkraft dürfte die beiden Bedeutungen am ehesten vereinigen. Wir werden weiter unten sehen, dass moderne Experimente, wie sie Valerie V. Hunt durchführte, gleichfalls zum Ergebnis kommen, dass Menschen ab- und zufliessende Heilkraft spüren können. Das wird auch durch die Erfahrung fast ausnahmslos aller heilenden Menschen bestätigt. Dies weist auf einen fundamentalen Unterschied zu den uns bekannten technischen Energie- und Informationsübertragungen hin. Die von einer Fernsehantenne abgestrahlte elektromagnetische Strahlung kann nämlich die Anzahl der eingeschalteten Fernsehapparate nicht registrieren, das heisst es findet im Gegensatz zur menschlichen Energieübertragung keine feststellbare Rückkoppelung statt. Vermutlich sind für Rückkoppelung und Wahrnehmung die longitudinalen Wellen oder Wellenaspekte verantwortlich, die zwischen Sender und Empfänger eine Resonanzverbindung aufrecht erhalten, jedenfalls lassen die Ausführungen von Prof. Konstantin Meyl über longitudinale Wellen eine solche Vermutung zu. Ausserdem darf man vermuten, dass die menschliche Wahrnehmung die Information in den Heilbehandlungen entziffern und bewusst oder unbewusst erkennen kann, was auch mit der Kohärenz, das heisst der Laserartigkeit der Strahlung, zusammenhängen dürfte. Physikalisch kann die Energieübertragung und die Information zwar dechiffriert, nicht aber verstanden werden, weil eben der Apparat keine Wahrnehmung und kein Bewusstsein hat. Denken wir wieder an die Musikübertragung. Die Energie, das heisst der den Code ablesende und übertragende Laserstrahl, kann physikalisch dargestellt werden. Die Musik in ihrem seelischen Gehalt scheint jedoch der menschlichen Wahrnehmung und dem menschlichen Bewusstsein vorbehalten zu bleiben. Wir haben also zwei Erscheinungen des einen Phänomens, die wir Menschen wahrnehmen können: Die physikalisch gemessene und dargestellte Energie sowie den Informationscode des Laserstrahls einerseits und die bewusst wahrgenommene Musik andererseits.

In fast jedem Bereich elektromagnetischer Wellen ist vom menschlichen Körper abgehende Strahlung gemessen worden, dabei scheint nicht in jedem Fall klar zu sein, welche reflektiert und welche vom Körper erzeugt wird. Das Biofeld oder die Aura besteht aus einem bioelektrisch-magnetischen Feld, das eine ungeheure Dichte von Informationen enthält, die von entsprechend begabten Menschen mit den Augen, den Händen oder dem Herzen gelesen, das heisst bewusst wahrgenommen werden können, während mit Apparaten nur die entsprechenden Wellenlängen, Frequenzen und Wellenstärken gemessen werden. Schon in der ersten Hälfte des zwanzigsten Jahrhunderts ist beim Menschen ein elektrodynamisches Feld nachgewiesen worden. Es wurden sogar höchst interessante Zusammenhänge zwischen Feldbeschaffenheit und emotionalem Zustand nachgewiesen und die Feldveränderungen bei Krankheiten festgestellt; sie haben jedoch den wissenschaftlichen Durchbruch nicht geschafft. In neuerer Zeit haben Forscher des «A.S.Popov Bioinformation Institute» in Russland im menschlichen Biofeld Wellenlängen von 300 bis 2000 Nanometer gemessen, also eine hochfrequente Strahlung.

Wichtige Erkenntnisse zu diesem bioelektrisch-magnetischen Feld hat die Psychophysiologin Valerie V. Hunt am «Energy Fields Laboratory» an der Universität von Kalifornien in Los Angeles mit ihren bahnbrechenden, aber noch wenig bekannten Untersuchungen in Zusammenarbeit mit Aurasichtigen geliefert. Ihr Buch «Infinite Mind» liest sich spannend wie ein Abenteuerroman. Valerie Hunt war oder ist befreundet mit der Tänzerin und Heilerin Emilie Conrad und aus dieser Zusammenarbeit erwuchsen verblüffende Erkenntnisse. Eines Tages kam Emilie Conrad zu Valerie Hunt mit einer Patientin, die vor 23 Jahren eine Kinderlähmung durchgemacht hatte und viele Muskeln nicht mehr gebrauchen konnte. «Ich werde diese Patientin jetzt regelmässig behandeln und ihre Muskeln wieder aufbauen und ich möchte, dass du mit deinen Instrumenten (Hautelektroden zur Ableitung elektrischer Ströme, wie sie zur Ableitung von EEG, EKG und der Muskelelektrizität verwendet werden) festhältst, was passiert», sagte Emilie. Valerie Hunt setzte ihre Elektroden, die sie jeweils für die Messung der Muskelaktivität verwendete, bei der Patientin an, die bei ihren gelähmten Partien über keine feststellbare Muskulatur mehr verfügte, und sah zu ihrem Erstaunen in der sogenannten Basis- oder Null-Linie gewisse Aktivitäten, wenn Emilie mit ihren Händen über die entsprechenden Stellen, wo normalerweise Muskeln sind, strich. Die normale Muskel-Elektrizität war natürlich nicht mehr vorhanden, jedoch ein schwächerer Strom bedeutend höherer Frequenz. Hunt weitete ihre Untersuchungen auf gesunde und insbesondere auch auf besonders heilbegabte Personen aus. Wenn sie die starken und niederfrequenten Ströme der Muskulatur, des Herzens und des Gehirns ausfiltrierte und die schwachen Aktivitäten in der höheren Frequenz verstärkte, fand sich ein unglaublich reichhaltiges Repertoire verschiedenster Schwingungsformen. Hunt zog verschiedene sogenannt aurasichtige Menschen bei, manchmal bis zu 8 Personen, und liess sich beschreiben, was diese sahen, während sie selbst die Ableitungen vornahm und aufzeichnete. Es zeigte sich eine grosse Konstanz in der Erscheinung der Schwingungsmuster und in dem, was die Aurasichtigen an Farbwahrnehmungen beschrieben. Erstaunlicherweise, schreibt Hunt, waren sich die verschiedenen Aurasichtigen bei den Hauptfarben bezüglich ihrer Wahrnehmung einig, während sie bei gewissen Tönungen manchmal etwas unterschiedliche Angaben machten. Nicht nur konnte Hunt bald bestimmte Frequenzbereiche entsprechenden Farben zuordnen, auch die Schwingungsmuster waren so typisch, dass ihr Forscherteam bald ohne die Aurasichtigen, nur aufgrund der Schwingungsform, sagen konnte, welcher Farbe die Ableitung entsprach. Hunt stellte auch fest, dass die verschiedenen heilbegabten Personen, die sie untersuchte, individuelle Muster in ihren elektrischen Ableitungen aufwiesen, die auch typisch für die jeweiligen Begabungen war. Energieheiler hatten andere Muster als heilende Personen, die besonders bei Schmerzen helfen konnten, und wieder andere Muster hatten Heilerpersönlichkeiten, die für Drüsenfunktionen besonders begabt waren. Bei der Untersuchung von Heilenden und Behandelten während des Behandlungsvorganges stellte sie Angleichungen in den Schwingungsmustern fest, je länger die Behandlung fortschritt, und erstaunlicherweise hörten die Heilenden dann oft mit der Behandlung auf, wenn die Muster sich stark angeglichen hatten. Offenbar spürten sie wie in der obigen Geschichte von Jesus intuitiv das Abfliessen von Heilkraft und wann der richtige Zeitpunkt gekommen war, um mit der Heilbehandlung aufzuhören: eine Bestätigung, dass eine Rückkoppelung bis ins Gefühl oder gar ins volle Bewusstsein bestehen muss. Gewisse Personen, besonders solche mit bestimmten Erkrankungen wie Multiple Sklerose oder Sklerodermie, hatten wenig bewegliche Biofelder, die auch wenig imstande waren, die Energie oder Information der Heilenden aufzunehmen. Die Messungen von Hunt bestärken die Ansicht, dass die Information wichtiger ist als die Energie. Erschöpfte Menschen zeigten ungeordnete, chaotische Schwingungsmuster.

Zusammen mit den Aurasichtigen stellte Hunt fest, dass das Biofeld je nach körperlicher und seelischer Frische, nach klimatischen Verhältnissen und nach anderen Faktoren starke Schwankungen in Ausdehnung und Intensität der Farben aufwies. In Los Angeles, wo Hunt forschte, kennt man den sogenannten Santa Ana-Wind, eine Art Föhn, der offenbar eine stark positive Ladung, das heisst viele positiv geladene Ionen enthält. Wenn dieser Wind einige Tage geblasen hatte, verkleinerte sich die Aura der Menschen, viele wurden nervös oder erkrankten an allerhand Beschwerden. Wenn diese Leute angehalten wurden, eine Dusche zu nehmen, im Bassin zu baden oder barfuss durch das nasse Gras des Campus zu wandern, konnte man oft eine Besserung der Beschwerden feststellen und die Aura wurde wieder breiter, was sich auch in höheren Amplituden, das heisst Schwingungsausschlägen in den Ableitungen zeigte. Nachdem Hunt festgestellt hatte, wie stark das menschliche bioelektrisch-magnetische Feld von äusseren Faktoren beeinflusst werden konnte, nahm sie zu den Physikern ihrer Universität Kontakt auf, die über einen sogenannten μ-Raum verfügten, in dem sie das elektromagnetische Feld des Raumes manipulieren, das heisst verstärken oder abschwächen konnten. Bei erniedrigtem Feld begannen die Versuchspersonen an seltsamen Bewusstseinsveränderungen zu leiden, sie verloren das Raumgefühl, das Gefühl für ihre Körperposition und für die Bewegungen ihres Körpers, die sogenannte kinästhetische Wahrnehmung, war beeinträchtigt. Einfache Gleichgewichtsübungen gelangen nicht mehr. Andererseits konnten die Aura-Sichtigen eine Art Lichtströme innerhalb des Körpers viel deutlicher wahrnehmen und sahen dort das Licht oder die Energie in tausend Bahnen fliessen, in der Form ähnlich einem Fischernetz. Vor allem das Bindegewebe schien ein Kanalsystem zu bilden. Dieses durchzieht den ganzen Körper, hält die Teile zusammen und ist vor allem für die Form und Struktur des Organismus verantwortlich. Es ist bekannt, dass es besonders leitfähig für Elektrizität ist und über sogenannte piezoelektrische Eigenschaften verfügt, das heisst, dass durch mechanische Verformung (Druck oder Dehnung) des Bindegewebes Einfluss auf die elektrischen Eigenschaften genommen wird beziehungsweise Polarisation und damit Elektrizität erzeugt wird. Es können also mechanische Signale oder Schwingungen in elektrische verwandelt und damit elektrische Felder erzeugt werden. Dies ist anerkanntermassen für Wachstum und Regeneration bedeutsam. Hier deutet sich aber auch eine wichtige Rolle in der Informationsübertragung, -speicherung und vielleicht auch -verarbeitung an: ein grosses noch unbearbeitetes Forschungsfeld.

Bei Verstärkung des Feldes im μ-Raum hingegen wurde das Bewusstsein klar, das Denken leichter, manchmal glaubten die Versuchspersonen, sie hätten eine Droge genommen. Sie konnten Körperpositionen einnehmen, bei denen sie unter normalen Bedingungen das Gleichgewicht verloren hätten. Bei erniedrigtem elektromagnetischem Feld sahen die Aurasichtigen, wie das Biofeld der Versuchspersonen sich zerklüftete und teilweise auflöste und viel stärker Kontakt zur Aura anderer Versuchspersonen suchte, um Energie auszutauschen. Die Versuchspersonen erlebten für sie unbekannte Gefühle von Bedrohung und Verunsicherung und brachen teilweise unmotiviert in Schluchzen und Tränen aus.

Die Beobachtungen von Hunt erinnern in vielen Fällen an Symptome von Epileptikern, Schizophrenen, geistig Behinderten und entwicklungsgestörten Menschen, wie ein praktisches Beispiel aus den Erfahrungen des geistig-energetischen Heilens illustrieren soll:

Die 17-jährige Anna leidet seit Kindheit an einer Epilepsie und einem Entwicklungs-Rückstand. Sie hat grosse Angst vor Zahlen, kann nicht mit Geld umgehen, hat kein richtiges Zeitgefühl, leidet an schweren Gleichgewichts-Störungen. Sowohl ihre Grob- wie ihre Feinmotorik, das heisst die Kontrolle über ihre Bewegungen, wurden sorgfältig abgeklärt und zeigten sich hochgradig gestört. Bei einer konzentrierten Bewegung mit der einen Hand muss sie die andere Hand immer in gleicher Art mitbewegen. Trotz Medikamenten hat sie etwa einmal monatlich einen epileptischen Anfall in der Einschlaf-Phase. Täglich hat sie sieben- bis achtmal schwere Zusammenbrüche, in denen sie weint und sich mehr oder weniger wie ein Baby verhält. Sprachlich ist sie gut, aber weil sie ein völliges Aussenseiter-Dasein führt, kommt auch diese Begabung nicht zum Zuge. Nach etwa sechs geistig-energetischen Behandlungen ist die Angst vor Zahlen verschwunden, sie freut sich auf das Rechnen bzw. die Mathematik. Ihr Umgang mit Geld ist viel besser geworden, sie hat die Angst davor verloren. Die Gleichgewichts-Störungen sind praktisch verschwunden, sie kann erstmals auf einem Fuss stehen und das Gleichgewicht halten. Ebenfalls hat sich das Zeit-Gefühl wesentlich verbessert, sie braucht aber weiterhin noch gewisse Hilfe in der zeitlichen Orientierung. Sie ist viel beweglicher und in ihrer Motorik weicher geworden, während sie nach Aussagen der Mutter vorher steif war und jede sportliche Betätigung hasste. Jetzt hüpft sie oft und man sieht ihre Freude an der Bewegung. Vielen Leuten ist aufgefallen, dass sie aufrechter geht, es ist, wie wenn sich ihre Wirbelsäule gestreckt hätte. Der Psychotherapeut kann erstmals mit ihr arbeiten, während sie vorher immer in den kindlichen Zustand des Weinens und des Rückzuges zurückgefallen ist. Sie selber hat vor der Heilbehandlung die Psychotherapie gehasst, hat die Sitzungen oft verpasst und vergessen. Sie spricht jetzt erstmals komplette Sätze. Ihre Angst vor der Dunkelheit ist verschwunden. Die Mutter sagt, sie habe vorher jede verfügbare Therapie ausprobiert, ohne wesentlichen Erfolg. Vor der Behandlung war für die Beteiligten klar, dass ihre Tochter nur mit konstanter Betreuung würde leben können. Jetzt ist die

Aussicht realistisch, dass die Patientin selbständig wird leben können. Sie ist jetzt nach England gegangen, um ihre Schulausbildung abzuschliessen.

Die von Valerie Hunt beschriebenen Symptome im µ-Raum haben frappierende Ähnlichkeit mit den von Anna gezeigten Störungen. Es ergibt sich hier auch ein Erklärungsansatz, warum geistig Heilende bei Personen dieser Erkrankungsgruppen zum Teil verblüffende Erfolge aufweisen. Der grosse Schweizer Arzt Paracelsus (1493-1541) wird in seiner Aussage bestätigt, die Lebenskraft des Menschen sei nicht im Körper eingeschlossen, sondern umgebe ihn wie eine leuchtende Kugel und werde durch die Gedanken und Gefühle der Menschen verändert und beeinflusst. Wie viele andere seiner Kollegen konnte er dies nur wissen und sehen, weil er hell- und aurasichtig war.

Bei der Ableitung des EEGs, der elektrischen Hirnströme, stellten Hunt und ihr Forschungsteam fest, dass das Biofeld viel schneller reagierte als das EEG oder gar Puls und Atmung, und oft waren im Biofeld Reaktionen festzustellen, die in den anderen genannten Messungen gar nicht in Erscheinung traten. In einem grösseren Experiment untersuchte das Team von Hunt je 24 Männer und Frauen, immer zwei sorgfältig aufeinander abgestimmt (matched pairs) nach Alter, Geschlecht, Grösse, Gewicht, Bildung, Beschäftigung, körperlicher Aktivität und Körperbau, von denen immer nach Zufall die eine Person der Versuchsgruppe und die andere der Kontrollgruppe zugeteilt wurde. Die Experimental- oder Versuchsgruppe erhielt je 10 Rolfing-Behandlungen, eine bekannte energetische Therapiemethode. Es konnte nachgewiesen werden, dass die Behandlung vielfältige Veränderungen des elektromagnetischen Energieflusses und – korrespondierend – der Aurafärbung hervorrief. Ebenso wurden durch die Therapie die sogenannten Chakren, die seit Jahrtausenden postulierten Energietore oder Energiewirbel innerhalb des Biofeldes, die für die sensitive Wahrnehmung wichtig sind, geöffnet. Für die Aura-Sichtigen wechselte die Farbe der Therapeutenhände je nach Zustand der Behandelten. Auch hier erfolgten die Veränderungen des Energieflusses und der Aura regelmässig, bevor EEG, Puls, Blutdruck oder die Atmung reagierten. Auch bei diesen Behandlungen war manchmal nur das elektromagnetische Feld verändert, nicht jedoch Hirnstromkurve, Puls, Blutdruck oder Atmung.

Offenbar passiert manches an Informationsvermittlung, das vom Gehirn nicht registriert wird und das uns auch nicht zum Bewusstsein kommt. Seit die Chaos-Theorie aufgestellt und die fraktale Mathematik und Geometrie entwickelt wurden, wissen wir viel mehr über die Gesetzmässigkeiten des Lebendigen. Das heisst, wir können erkennen, dass viele lebendige Prozesse, wie das Wachsen einer Pflanze oder die Wetterbewegungen, sich durchaus nach gewissen Gesetzen abspielen, die mit fraktaler Mathematik erfasst und analysiert werden können. Valerie Hunt zog zur Analyse ihrer Messresultate ebenfalls Fraktalmathematiker bei und kam zu überraschenden Resultaten. Ein wichtiger Vertreter der Chaos-Theorie war der Meteorologe Edward Lorenz, der das berühmt gewordene Beispiel berechnete, dass ein Schmetterling in Japan mit seinem Flügelschlag theoretisch in den USA einen Tornado auslösen kann. Lorenz analysierte die Messresultate von 40 Jahren Wetterbeobachtung mit fraktaler Mathematik und Geometrie und fand den sogenannten lorenzschen Chaos-Attraktor, ein faszinierendes Kurvengebilde, das auf bestimmte Gesetzmässigkeiten im Ablauf der Wetterveränderungen hinweist. Als Hunt ihre am Menschen gewonnenen Messresultate mit fraktaler Mathematik analysieren liess, stellte sie zu ihrem Erstaunen fest, dass schon 3 Sekunden Ableitung für einen Attraktor genügen, der jetzt den sogenannten Huntschen Chaos-Attraktor bildet. Dies verweist erneut auf die ungeheure Informationsdichte des menschlichen Biofeldes und wir erkennen auch hier eine Bestätigung der uralten Überlieferung, dass der Mensch als Mikrokosmos einen Spiegel des Makrokosmos darstellt.

Wenn man die Forschungen von Hunt in ihrer Gesamtheit zu verstehen versucht, kommt man zum Schluss, dass der Heilvorgang vermutlich in einer Übermittlung von Ordnung oder ordnender Information besteht. Erinnern wir uns an die Musik-CD. Der energetische Vorgang ist relativ unspezifisch, nämlich das Abtasten der CD durch den Laserstrahl. Mit diesem energetischen Vorgang verbunden ist aber ein hochspezifischer Prozess, nämlich die Übermittlung beispielsweise einer Mozart-Messe, die beim Hörer Ordnung in Form von Beruhigung, Entspannung, Glücksgefühl, Demut usw. bewirken kann. Es ist genau der Vorgang, den der Physiknobelpreisträger Erwin Schrödinger in seinem berühmten Zitat beschrieben hat: «Der Kunstgriff, mittels dessen ein Organismus sich stationär auf einer ziemlich hohen Ordnungsstufe hält, besteht in Wirklichkeit aus einem fortwährenden 'Aufsaugen' von Ordnung aus seiner Umwelt.»

Energetische Phänomene beim Heilen sind seit langem und oftmals beobachtet worden und diese können apparativ festgestellt werden. Die Information, das heisst das, was wir verstehen können, setzt aber vorderhand ein menschliches Bewusstsein voraus und wird es vielleicht immer voraussetzen. Beim Handauflegen verspüren viele Menschen eine besondere Wärme oder Hitze. Messungen zwischen Heilerhänden und Körper der Patienten haben jedoch keine Temperaturerhöhung ergeben. Andererseits kann die beim Heilen im Körper der Patienten entstehende Wärme mit der Infrarotkamera nachgewiesen werden. Dies spricht gegen eine einfache, physikalische Wärmeübertragung, liesse sich jedoch mit Lichtstrahlung erklären. Denken wir an die Operationen mit Laserstrahlen, wo die Wärme auch am Operationsort entsteht und nicht auf dem Weg dorthin, ähnlich wie beim Sonnenlicht. Dies ist kongruent mit der von Fritz-Albert Popp gemessenen verstärkten Lichtabstrahlung von Heilerhänden in Aktion. Allerdings verspüren die Patientinnen auch bei Fernheilungen oft intensive Wärme an der kranken Stelle. Es dürfte beim Heilen also eine noch nicht bekannte Energie- und Informationsform ebenfalls eine Rolle spielen.

Unabhängig von Hunt konnte Elmer Green, der Entdecker des Biofeedback, an der berühmten Menninger-Klinik in Topeka bei Heilenden die Fähigkeit feststellen, grosse Kupferplatten bis zu 100-mal stärker elektrostatisch aufzuladen als Normalsterbliche dies können. Dies ist ein anderer, mehr indirekter Weg, das elektromagnetische Feld des Menschen nachzuweisen. Auch Spitzensportler kamen nach 3-monatigem Training diesbezüglich nie an die Leistungen der Heilbegabten heran. Die meisten Heilenden sprechen selbst auch von Energieübertragung, und nicht von Informationsübermittlung, obwohl sie sehr oft sehr spezifische Informationen austauschen, wie im Kapitel drei über Sensitivität beschrieben wurde. Green hatte die Idee mit den Kupferplatten von tibetischen Mönchen, die solche Vorrichtungen als Meditationshilfe benützen. Vermutlich werden da für die Mönche auch Informationen zurückgespiegelt, obwohl wir nur Elektrizität, also Energie, messen können.

Die Forschungen von Hunt bestätigen also die Erkenntnis oder wenigstens die Hypothese, dass es im Wesentlichen um die Information geht, die mit Energie übertragen wird. Mit diesen Erkenntnissen bekommen allmählich jene unzähligen neueren und uralten Behauptungen Unterstützung, die darlegen, dass die Gedanken und Gefühle der Menschen Ordnung oder Unordnung erzeugen können, je nachdem, ob sie in ihrem Gehalt positiv oder negativ sind. Auch hier darf nochmals das Zitat eines alten, wissenden Arztes wiederholt werden, nämlich von Avicenna (980 – 1037), der schrieb: «Die Vorstellungskraft eines Menschen kann nicht nur auf seinen eigenen Körper einwirken, sondern sogar auf andere, selbst weit entfernte Körper. Sie kann diese verzaubern und verändern, sie krank machen oder sie wieder gesund werden lassen», eine Aussage, die jener von Paracelsus genau entspricht.

Objektiv ist nicht so einfach zu bestimmen, wann welche Gedanken sich bei einem Menschen selbst oder bei anderen positiv oder negativ auswirken. Allerdings spürt jeder Mensch intuitiv, was ihm gut tut oder schlecht bekommt. Vermutlich besteht Einigkeit, dass Wut, Hass, Rachegefühle, Schuldgefühle, Arroganz, Überheblichkeit und vieles andere zu den negativen Gefühlen oder Gedanken gehören, die zuerst in unserem Biofeld, dann in unserem eigenen Organismus wie in anderen Lebewesen Unordnung und Krankheit erzeugen können.

Mit diesen Erkenntnissen stehen wir erst am Anfang eines langen, ungeheuer spannenden Forschungsbereiches. Immer mehr zeichnet sich eine neue grundlegende Psychosomatiklehre ab, die viel tiefer greift, als was bisher in der offiziellen schulmedizinischen Psychosomatik anerkannt ist und die sich auch auf bessere objektive Messmethoden wird stützen können. Vielleicht wird es in der Zukunft möglich sein, den Ordnungs- oder Unordnungscharakter einer Gefühls- oder Gedankenübertragung sichtbar zu machen.

Beim Thema Auraarbeit dürfen Forscherinnen und Lehrerinnen wie Dolores Krieger und Barbara Ann Brennan nicht unerwähnt bleiben. Beide haben viel zur Systematisierung und Verbreitung der Auraarbeit beigetragen, wie auch Wilhelm Reich, John Pierrakos und viele andere.

Dolores Krieger war ursprünglich Krankenschwester, hat dann promoviert und hatte schliesslich einen Lehrstuhl für Krankenpflege an der Columbia Medical School in New York. In jahrelanger Zusammenarbeit mit der aurasichtigen Heilerin Dora Kunz hat sie das System des «Therapeutic Touch» entwickelt, eine einheitliche Art des Handauflegens und der Aurareinigung und -harmonisierung. Therapeutic Touch ist inzwischen in über achzig Ländern an mehr als 120'000 Lernende vermittelt worden und wird an der Mehrzahl der amerikanischen Krankenpflegeschulen als Lehrfach geführt. Therapeutic Touch ist eine Form des Kontaktheilens und ist in vielen Studien untersucht worden, auch hauptsächlich in den USA. Lern- und lehrbar ist natürlich vor allem der äussere Vorgang. Die Begabung der heilenden Personen kann durch Übung auch gefördert werden, ist aber gewissen Beschränkungen unterworfen. Mit der Begabung zum Heilen ist es ähnlich wie in der Musik, wo gewisse Menschen es zwar mit viel Anleitung und Übung zu einem gewissen, jedoch beschränkten Können bringen, während andere bereits geniale Fähigkeiten mitbringen, die sie mit geeigneter Technik und regelmässigem Üben zu einmaligen Künstlerinnen und Künstlern werden lassen. Dolores Krieger und Dora Kunz haben mit der Entwicklung ihrer Methode sehr viel für das Geistige oder Energetische Heilen getan. Auch in Mitteleuropa gibt es Vereine und Gruppierungen, die Therapeutic Touch zum Durchbruch verhelfen wollen.

Nach Dolores Krieger richten die Heilenden bei der Anwendung von Therapeutic Touch ihre Aufmerksamkeit ausschliesslich auf das menschliche Energiefeld und versuchen dabei allgemein den Energiefluss zu fördern, Blockaden im Energiefeld zu beseitigen, bei Bedarf die Intensität des Energieflusses zu dämpfen, Rhythmusstörungen im Energiefluss zu beheben und das Energiefeld zu restrukturieren, ins Gleichgewicht zu bringen oder zusammenzufügen, so dass es wieder als Ganzes funktionieren kann. Krieger betont, dass man bei dieser Arbeit auf die persönliche Deutung feinster Hinweise über den Zustand des Energiefeldes angewiesen ist. Sie stellt auch die zentrale Frage, wie man denn wissen könne, dass diese subjektiven Eindrücke objektive Gültigkeit besitzen. Und ihre Antwort ist: «Was immer Sie tun, beruht auf Ihrer individuellen Einschätzung, und Sie können sich der persönlichen Verantwortung für Ihre Entscheidungen nicht entziehen.» Krieger betont auch in Übereinstimmung mit vielen anderen Lehrerinnen des Heilens, Arbeiten mit dem Energiefeld, beziehungsweise die Anwendung von «Healing», sei nicht nur für Patienten, sondern auch für die Therapeutinnen eine äusserst bereichernde Erfahrung. In ihrem Buch «Therapeutic Touch; die Heilkraft unserer Hände» bezeichnet Krieger das Zentrieren des Bewusstseins als das Tor zum Heilprozess. Sie schreibt: «Es handelt sich um einen Zustand tiefer, innerer Ruhe, einen Zustand, in dem Sie, obwohl Sie sich in der Zeit bewegen, gleichsam nicht an Zeit gebunden oder von ihr beeinträchtigt sind. Beim Zentrieren erleben sie ein Zeitgefühl, das mühelos und gleichmässig fliesst, und nicht in Staccato-Schritten abläuft, wie es in unserer hektischen Zeit üblich ist. Dora Kunz sagt, dass das Zentrieren Energie im Herzen konzentriert und ein Gefühl von Frieden in uns hervorruft. Das Zentrieren dient als Arena der Selbstentdeckung und als Brücke zum Transpersonalen. Es ermöglicht Ihnen, mit der Quelle Ihrer Entwicklungsmöglichkeiten in Kontakt zu treten. Es gestattet Ihnen, voll und ganz für die Schwachen, für Menschen mit Schmerzen oder für verängstigte Menschen dazusein. Durch die persönliche Erfahrung des Zentrierens wissen Sie auch mit unumstösslicher Sicherheit, dass diese traurigen Gemütszustände zeitlich begrenzte Übergangsstadien eingeschränkter Bewusstheit sind. Es verhilft zum Eingeständnis, dass wir sehr wohl das sind, was unsere Umgebung widerspiegelt, aber auch noch sehr viel mehr. Vor diesem Hintergrund lassen sich Ordnung und Sinn in Ihrem Leben finden und schätzen.» Nach der Autorin kann Therapeutic Touch eingesetzt werden für rasche Entspannung, Schmerzlinderung oder Schmerzbeseitigung, für beschleunigte Heilprozesse und die Linderung psychosomatischer Krankheiten. Eine Kombination mit anderen Heilmethoden ist möglich, wie Krankengymnastik, Shiatsu, Akupressur, Yoga und Psychotherapie mit Visualisierungsübungen.

Die Physikerin sowie hell- und aurasichtige Heilerin Barbara Ann Brennan hat sehr viel zum Verständnis der Zustände und Wirkungen der Aura beigetragen. Sie beschreibt ähnlich wie Dolores Krieger oder Valerie V. Hunt, nur noch viel ausführlicher, die möglichen Aurainteraktionen zwischen Menschen verschiedenen Charakters und in verschiedenen Beziehungen zueinander. Nach Brennan interagieren die Auren ständig miteinander und beeinflussen sich gegenseitig, ausser wenn sich jemand bewusst und willentlich abschottet. Sehr schön beschreibt sie das synchrone Pulsieren von Liebenden, schildert, wie schwache oder «leere» Energiefelder sich an vitaleren aufladen, wie Menschen durch gemeinsame positive Gedanken sich gegenseitig stärken und ein übergreifendes

Energiefeld erschaffen können. Und sie äussert sich auch dezidiert über die Notwendigkeit der Angehörigen von Heilberufen, für die Vitalität und das Gleichgewicht ihres eigenen Energiefeldes Verantwortung zu übernehmen. Wenn diese Erkenntnisse wieder allgemein in die Krankenpflege Eingang finden, kann viel für mehr Gesundheit in unseren Spitälern getan werden. Prof. Mehmet Oz, zu den fünf weltweit führenden Herzklappenspezialisten gerechnet, hat am Columbia Presbyterian Hospital NY die Konsequenzen gezogen. Nicht nur prä- und postoperativ wird das Biofeld der Patienten gestärkt, sondern auch während der Operation am offenen Herzen wird Energieübertragung appliziert.

Brennan bringt Störungen der einzelnen Chakren mit typischen Symptomen und Erkrankungen in Zusammenhang und beschreibt, beziehungsweise skizziert, spezifische Auraveränderungen bei Abwehr, Liebe, Vertrauen und leitet ihre Schüler dazu an, aus den Auraformen die Beziehungsdynamik zu diagnostizieren.

Von den vielen Autoren, die über die Aura und deren Behandlung schreiben, gibt es kaum welche, die nicht das auf altindische Überlieferung zurückgehende System der Chakren erwähnen, die auch als Energiewirbel und übersinnliche Wahrnehmungsorgane bezeichnet werden. Kriegers Partnerin Dora Kunz hat eigene Bücher zum Aurafeld und zu den Chakren herausgegeben.

Bei den Autoren, die über die Chakren schreiben, ist nicht immer klar, wer die Chakren selber sehen oder fühlen kann und wer allenfalls das System von anderen übernommen hat. Im grossen Ganzen herrscht bei den Beschreibungen der Chakren Übereinstimmung, Abweichungen finden sich vor allem bei den unteren drei Chakren im Bereich des Dammes, der Sexualorgane und des Unterbauches. Für Hellsichtige können nicht nur das Biofeld, sondern insbesondere die Chakren verschiedene Farben und Farbqualitäten annehmen und damit Auskunft über ihr Funktionieren und insbesondere über den Gesundheitszustand der entsprechenden Menschen geben. Diese Energiewirbel können offenbar auch stillstehen und die richtige oder falsche Drehung aufweisen. Valery Hunt konnte an den Stellen, die als Sitz der Chakren bezeichnet werden, die gleichen Muster ableiten wie am übrigen Körper, jedoch mit deutlich stärkerer Amplitude als Zeichen einer stärkeren Energie. Alle Lehrerinnen und Lehrer für Auraarbeit oder energetisches Heilen beschreiben auch ein System verschiedener feinstofflicher Körper, die in der Regel auch zeichnerisch und farblich dargestellt werden, allerdings mit beträchtlichen Unterschieden sowohl in Form und Farbe wie auch in der Einteilung dieser feinstofflichen Körper. Übereinstimmung herrscht fast durchgehend beim sogenannten Äther- oder Vitalkörper und beim Astral- beziehungsweise Emotionalkörper. Bei den verschiedenen Autoren gibt es jedoch Einteilungen mit drei, vier oder gar sieben verschiedenen Körpern. Diese Unterschiede sind vermutlich durch verschiedene Wahrnehmungen, das heisst durch verschiedene hellsichtige Begabungen einerseits bedingt, andererseits fehlt bisher einfach eine Konvention und eine entsprechende Schulung. Ob wir fünf, sieben oder wie die Vietnamesen siebzehn verschiedene Begriffe für Grün haben, beeinflusst unsere Wahrnehmung; das heisst, aufgrund der vorhandenen Begriffe schulen wir uns fortwährend, entsprechend wahrzunehmen.

Eine andere Hell- beziehungsweise Aurasichtige, die promovierte Theologin Caroline Myss, geht noch einen Schritt weiter und stellt Beziehungen her zwischen den einzelnen Chakren und den christlichen Sakramenten einerseits und den Sephiroth des kabbalistischen Lebensbaumes andererseits. Auch Silvia Wallimann, Schweizer Heilerin und Channelmedium, behandelt sowohl die feinstofflichen Körper wie die Chakren mehr innerhalb der christlichen Tradition. Andere stellen eine Verbindung zwischen Chakrameditation und Vaterunser her. Die englische Heilervereinigung White Eagle stützt sich bezüglich Deutung der Chakren ebenfalls stark auf christliche Traditionen, bringt aber ebenso die überlieferte indische Systematik mit ein.

In den Grundwahrnehmungen und generellen Beschreibungen kann man sehr viel Übereinstimmung finden, die ausgefeilteren Beschreibungen und Zusammenhänge sind komplex und nicht leicht zu überblicken. Man kann sich fragen, ob diese bunte Ausgestaltung mehr Vor- oder Nachteile hat. Wiederum drängt sich ein Vergleich mit der Musik auf: Gewisse Grundbegriffe und Auffassungen sind einheitlich, die ausgefeiltere Systematik und insbesondere die Herangehensweise, die Stile und Vorlieben sind verschiedenartig und komplex. Für die Heilarbeit wäre eine gewisse weitere Vereinheitlichung sicher vorteilhaft. Möglicherweise braucht es weitere psychophysiologische Forschungsarbeit, um diese Vereinheitlichung voranzubringen. Hier gilt es, darauf hinzuweisen, dass heute viele weitere energetische und körperorientierte Behandlungsverfahren existieren, wie Osteopathie, Craniosacraltherapie, Polarity, Biosynthese, Fussreflexzonenmassage, Kinesiologie, um nur einige der bekannteren zu nennen, die sich alle schlecht voneinander abgrenzen lassen. Alle diese Verfahren können mehr technisch ausgeführt werden oder mit dem Hintergrund des offenen, liebenden Herzens und der besonderen Begabung. Dann sind es methodische Variationen des Spirituellen Heilens. Die Kombination von Auraarbeit oder energetischem Kontaktheilen mit anderen Heilmethoden, wie sie Dolores Krieger beschreibt, ist längst Realität. Ich kenne Krankenschwestern, Physiotherapeuten, medizinische Masseusen, Polarity-Therapeutinnen, Craniosacral-Therapeuten, Rolfer und viele andere, die offiziell oder heimlich und mit mehr oder weniger Begabung mit dem Biofeld arbeiten. Durch tägliches Arbeiten und bewusste Aufmerksamkeit entwickeln sich auch die Fähigkeiten erst richtig. Wiederum eine Analogie zur Musik. Auch bezüglich Anerkennung dieser verschiedenen Methoden durch die Kostenträger der Krankenversicherer besteht ein Bedarf nach Vereinheitlichung und Systematisierung. Nach meiner Beobachtung sind die Gemeinsamkeiten und Überschneidungen dieser energetischen, körperorientierten Methoden sehr gross, die unterschiedlichen Begabungen der Ausführenden aber noch grösser.

Wie erwähnt ist eine Methode mit direktem Kontakt zwischen Heilerperson und Hilfesuchenden sehr viel schwieriger dem sogenannten Goldstandard der Psychopharmaka-Erforschung anzugleichen, ähnlich wie chirurgische Interventionen oder Psychotherapie. Für etwas veraltete Methodiker in der Wissenschaft sind deshalb solche Forschungsresultate weniger wissenschaftlich. Sehr viel schneller vermutet man methodische Fehler und einen starken Placebo-Effekt, das heisst einen Effekt, der durch die Einstellung der Versuchsperson hervorgebracht wird, wenn sie um die Versuche weiss. Der neue Trend in der Schulmedizin beurteilt allerdings Einzelfall-Studien, klinische Beobachtungen und qualitative Explorationen wieder deutlich positiver. Die Studien von Therapeutic Touch wurden in einer kritischen Übersicht, einer sogenannten Meta-Analyse, von einem Expertenteam ausgewertet. Aufgrund der vorhin erwähnten heute gültigen strengen Regeln für eine wissenschaftliche Studie wurden von den ca. 600 Arbeiten zu allen möglichen Krankheitsbildern, die mit Therapeutic Touch behandelt worden sind, allerdings nur etwa 6 %, nämlich 38 Arbeiten aus dem Zeitraum von 1975 bis 1997, berücksichtigt. Das Expertenteam fand über alle diese ausgelesenen Arbeiten hinweg einen moderat positiven Effekt, das heisst, dass die Wirkung insgesamt als nachgewiesen gilt, aber als mittelstark eingestuft wird. Eine solche Meta-Analyse hat ihre besonderen Tücken; wie in den einzelnen grossen Studien werden viele Effekte nivelliert oder gar ausgeschaltet. Eine andere Meta-Analyse untersuchte die Therapeutic-Touch-Studien bei Früh- und Neugeborenen und kam zu positiven Ergebnissen. Engagierte Vertreter dieser Richtung messen der Therapeutic-Touch-Behandlung Früh- und Neugeborener in der Intensivbehandlung grosse Bedeutung zu, gerade weil diese Babys in der Regel die erste Zeit ohne mütterliche Wärme und mütterliche Brust überleben müssen. Andererseits werden sowohl Praxis wie Forschung von den amerikanischen Skeptiker-Gruppierungen als Unfug gebrandmarkt.

10. Zusammenarbeit mit dem Jenseits?

Gibt es wirklich andere Bewusstseinsebenen als unsere alltägliche, die Wirklichkeitscharakter haben, die mehr sind als subjektive Produktionen unseres Bewusstseins oder gar nur unseres Gehirns? Und wenn es sie gibt, sind Übergänge in dieses jenseitige Land oder diese jenseitigen Länder möglich? Sind die medialen Erfahrungen, von denen die Geschichte aller Völker berichtet und die insbesondere heute grosse Aktualität haben, eine ernstzunehmende Wirklichkeit oder einfach Ausdruck kranker Gehirne, wie viele psychiatrische Kollegen heute annehmen?

Die Phänomene medialer Kontakte habe ich in früheren Kapiteln verschiedentlich kurz erwähnt. Doch lange habe ich überlegt, ob ich ein ganzes Kapitel ins Buch aufnehmen soll. Das Thema der medial vermittelten Beziehungen zu anderen Welten entzieht sich der Überprüfung und der naturwissenschaftlichen Erforschung mehr als alles in den früheren Kapiteln Dargestellte. Ausserdem tummeln sich auf diesem Feld, vielleicht auch mehr als auf allen anderen, die verschiedensten Kräfte, was schon immer zu einem zweifelhaften Ruf beigetragen hat. Und man kann beobachten, dass mediale Durchsagen oft unkritisch angenommen werden und vielleicht sogar dazu beitragen, dass gewisse Menschen, die nicht solide auf der Erde stehen, durch die Beschäftigung mit dem Thema den Boden unter den Füssen noch mehr verlieren. Wie die Heilerin Pamela Sommer-Dickson betonte, genügt es für manche Menschen schon, dass eine Stimme, zum Beispiel von einer verstorbenen Grossmutter, aus einer anderen Bewusstseinsebene kommt, um die Botschaft für heilig zu halten. Würde die gleiche Grossmutter noch leben, würde man ihr die entsprechende Einmischung ins eigene Leben vielleicht energisch verbieten.

In der Medizin – und insbesondere in der Psychiatrie – sehen wir uns einer grossen Herausforderung gegenüber. Sinneswahrnehmungen ohne äussere Reize sind als Halluzinationen definiert und gelten als krankhaft. Sie werden in besonderem Masse mit der Schizophrenie in Zusammenhang gebracht. In der Hochblüte des mechanistisch-materialistischen Weltverständnisses wurden alle Menschen, die Stimmen hörten oder geistige Wesen sehen konnten, mit dieser gefürchteten Krankheit in Zusammenhang gebracht. Noch in den sechziger Jahren wurden in Fachbüchern Menschen wie Jesus Christus, mittelalterliche Heilige oder moderne Mystiker wie Rudolf Steiner, der Begründer der Anthroposophie, als schizophren beschrieben. Nach diesem Verständnis wären die alttestamentlichen Propheten wie auch Maria, der von einem Engel die Geburt des Gottessohnes verkündet wurde, und ebenfalls die Apostel Petrus und Paulus, Schizophrene gewesen. Bei den Hirten auf dem Felde müsste es sich um eine Art kollektive Psychose gehandelt haben, da ja eine ganze Gruppe diese äusserlich nicht sichtbaren Wesen sah und hörte.

Wir sind in einem naturwissenschaftlichen Erklärungsnotstand gegenüber den Erscheinungen der Verstorbenen und der Geistwesen. Deshalb ist es heute noch möglich, einen Menschen als Naturwissenschafter nicht ernst zu nehmen, der sich mit den Fragen der medialen Kontakte befasst. Schliesslich wurden meine Zweifel, dieses Kapitel ins Buch aufzunehmen, aber doch überstimmt durch die Einsicht, dass die Frage der medialen Kontakte und der Hilfe, aber auch der Hilferufe aus einer anderen, nichtmateriellen Welt mit dem Thema des Spirituellen Heilens verknüpft sind. Uns fehlen das Verständnis und die Einsicht in das, was sich hinter dem «Erscheinen» eines Verstorbenen verbirgt. Was es bedeutet, wenn Christus oder die Madonna jemandem erscheinen oder Gott mit jemandem spricht. Was ist der Anteil des medialen Menschen, woher kommen die Erscheinungen? Beweise für höhere Welten können sie nicht sein, mindestens nicht in einem naturwissenschaftlichen Sinne. Doch ist das Thema so alt wie menschliche Überlieferungen. Und die Faszination der Menschen ist heute genauso vorhanden wie vor Jahrhunderten. Von daher sind Jenseitskontakte eine Wirklichkeit, wie es die Liebe ist. Nur wer sie erfährt, kann von ihrer Existenz wirklich wissen, und wer sie nicht erfährt, dem kann man sie nicht glaubhaft und erfahrbar nahe bringen. Die folgenden historischen Beispiele von sogenannten Jenseitskontakten stellen natürlich nur eine kleine und teilweise auch willkürliche Auswahl aus der entsprechenden christlichen Tradition dar.

Manche Filmkritiker wunderten sich, warum der Film «The Sixth Sense» in den USA einen durchschlagenden Erfolg verzeichnen konnte, über 6 Wochen die Charts anführte und mehr als 300 Millionen Dollar einspielte. Die Kritiker hatten Mühe, den Film einzuordnen. Es sei kein echter Gruselfilm und auch kein wirkliches Psychodrama, wurde gesagt. Der Film dürfte weniger wegen seiner Dramaturgie und der schauspielerischen Leistung, sondern eher wegen seines Inhaltes die Menschen anziehen. Eine der Hauptpersonen ist ein medial begabter Junge. Medialität wird als Begriff meist reserviert für die Vermittlung von Kontakten zwischen der diesseitigen und der jenseitigen Welt. Zwischen medialer Begabung und Sensitivität gibt es viele Überschneidungen.

Zur gleichen Zeit, als «The Sixth Sense» in den hiesigen Kinos lief, wurde auch «Stir of Echoes» gezeigt, ein Film mit der gleichen Thematik. «Stir of Echoes» zeigt nicht nur ein medial begabtes Kind, sondern auch die gewaltsame Öffnung der medialen Pforten eines Erwachsenen durch die unprofessionelle Anwendung von Hypnose. Eine solche plötzliche Öffnung geschieht nicht nur durch Hypnose, sondern kann auch durch körperliche und seelische Schocks eintreten. In «Stir of Echoes» versucht eine verstorbene Seele, ein Verbrechen aufzudecken, indem sie dem medialen Kind und seinem durch Hypnose medial erwachten Vater die entscheidenden Hinweise gibt, die zur Klärung eines Mordes führen. Die Darstellung, wie ein Geistwesen eines verstorbenen Menschen sich an lebende Menschen wendet, um ein Verbrechen aufzuklären, entspricht den Schilderungen vieler Betroffener. Ebenso ist recht wirklichkeitsgetreu dargestellt, wie Betroffene selber und insbesondere die Angehörigen beginnen, an der geistigen Gesundheit derart plötzlich medial begabt gewordener Menschen zu zweifeln.

In der Bibel, genauer im alten Testament, ist bereits beschrieben, wie die Unterscheidung zwischen äusserer und innerer Wahrnehmung nicht immer einfach war. Der spätere Prophet Samuel kam als Knabe in den Dienst des Priesters Eli im Tempel. Eines Nachts hörte Samuel aus dem Schlaf, wie er bei seinem Namen gerufen wurde, stand auf und ging zu Eli. Dieser jedoch verneinte, ihn gerufen zu haben, und schickte ihn wieder zu seiner Schlafstelle zurück. Dieser Vorgang wiederholte sich dreimal, dann realisierte Eli, dass es Gott sein müsse, der Samuel rufe, und er sagte zu ihm, er solle antworten: «Hier bin ich, Herr, Dein Knecht hört.» Als Samuel diesen Rat befolgte, hörte er Gott zu sich reden. Man könnte sagen, Samuel channelte – wie es heute heisst – zum ersten Mal eine Botschaft aus der geistigen Welt. Leider war diese Botschaft für Eli und seine Söhne sehr unerfreulich; es wurden ihnen von Gott harte Strafen für ihr frevelhaftes Tun in Aussicht gestellt.

Channeling – das Kanal-Sein für Botschaften aus anderen Bewusstseinsebenen – ist heute als Begabung sehr verbreitet und auch umstritten. Tatsächlich gibt es selten, aber immer wieder, Channelmedien, die für den schlechten Ruf dieser Begabung sorgen, indem sie entweder falsche Botschaften empfangen, diese falsch interpretieren oder sie zur Stärkung des eigenen Ego und zur Ausbeutung anderer benutzen und damit zwangsläufig ebenso verfälschen.

Andererseits können gechannelte Botschaften durchaus Wahrheiten enthalten, die uns sonst nicht zugänglich sind. Zum Beispiel liegen Channelbotschaften aus den achtziger Jahren vor, die uns warnen, dass die Klimakatastrophen gegen Ende der neunziger Jahre schon deutlich zunehmen würden. Damals prognostizierte die offizielle Wissenschaft jedoch erst für die Jahre ab etwa 2015 deutliche Auswirkungen der Klimaveränderung. Wie wir heute feststellen können, waren die Channelbotschaften genauer als die Prognosen der Wissenschafter. Diese vergleichende Untersuchung von wissenschaftlichen und gechannelten Voraussagen wäre ein lohnendes Forschungsgebiet, insbesondere, da die Channelbotschaften stärker andere Gründe als den Treibhauseffekt anführen und da sie uns ja noch andere Dinge prophezeiten, wie die Zunahme von Erdbeben, Vulkanausbrüchen usw.

Manche religiöse Menschen empfinden es als Blasphemie, wenn Menschen erklären, sie würden mit Maria, Jesus oder Gott sprechen oder von ihnen Botschaften erhalten. Diese himmlischen Gestalten stellt man sich meist so vor, dass sie sich jenseits unserer menschlichen Welt aufhalten und dass nur ganz auserwählte Menschen – Heilige – allenfalls von ihnen kurz besucht werden und Botschaften erhalten. Andererseits stossen wir uns nicht daran, wenn auch ganz durchschnittliche Menschen erzählen, der amerikanische Präsident oder der Papst hätte übers Fernsehen zu ihnen gesprochen. Wenn wir unsere technischen Möglichkeiten bedenken, die vermutlich immer Abbild von Vorgängen sind, die im Universum schon «erfunden» wurden, kann uns das ganze plausibler erscheinen. Allerdings wissen wir gerade vom Fernsehen, dass wir auch schlechte Empfangsqualität haben können oder die falsche Frequenz erwischen und dann kann eine gute Botschaft missverständlich oder unverständlich sein. Vielleicht erwischen wir auch einen schlechten Sender mit unrichtigen Botschaften und glauben, einen seriösen gewählt zu haben. Genau so scheint es mit den Botschaften aus anderen Bewusstseinsebenen zu gehen.

Eines der wohl nachhaltigsten Channelereignisse ist die Entstehung des bereits erwähnten spirituellen Werkes «Ein Kurs in Wundern» – einer der konsequentesten und unsentimentalsten spirituellen Ratgeber. Die Psychologieprofessorin Helen Schucman an der Columbia Universität in New York machte Ende der sechziger Jahre eine für sie zunächst seltsame Bewusstseinsveränderung durch. Sie befürchtete, geisteskrank zu werden, als sie plötzlich einen Durchbruch sensitiver Fähigkeiten erlebte und telepathische, präkognitive und andere Wahrnehmungen machte. Ihr Vorgesetzter, William Thetford, mit dem sie lange Zeit grosse Spannungen hatte, sich aber schliesslich versöhnen konnte, begleitete sie auf ihrem aussergewöhnlichen Weg. Während ungefähr sieben Jahren erhielt Schucman fast täglich Botschaften, die sie stenographierte, dann mit Thetford besprach, der die Texte anschliessend mit der Maschine schrieb. Es wurde für beide klar, dass es die Stimme von Jesus – stellvertretend für jeden Menschen – war, die die Botschaften mitteilte. Entstanden ist das zentrale Buch der Vergebung, vor aller wissenschaftlichen Forschung auf diesem Gebiet, wie sie in einem früheren Kapitel dargestellt wurde.

Kontakte zu Verstorbenen und zu geistigen Wesen sind vielgestaltig und geschehen mit den verschiedensten Zielsetzungen. 1911 erschien das Buch des amerikanischen Arztes Carl Wickland mit dem Titel: «30 Jahre unter den Toten». Darin beschreibt er eingangs, wie er als Medizinstudent beim Sezieren einer Leiche zusammen mit Kommilitonen von einer nicht sichtbaren, aber deutlich spürbaren Kraft angegriffen wurde. Seine sensitiv veranlagte Verlobte konnte den «Geist» erkennen, der zu der von den Studenten bearbeiteten Leiche gehörte, und schliesslich auch durch Aufklärung dieses Wesens die Ruhe wieder herstellen. Carl Wickland hat mit seiner späteren Frau, welche als Medium diente, über 30 Jahre lang Menschen mit psychischen und körperlichen Störungen behandelt, die nach den Erfahrungen seiner Arbeitsgruppe durch Seelen von Verstorbenen verursacht worden seien. Wickland bringt eindrückliche Fallgeschichten bei Alkoholismus und anderen Süchten, bei Suizidalität, Verbrechen, Störungen in der ehelichen Beziehung usw. Leider aber schreibt er nicht, wie viele Patienten er insgesamt mit seiner Methode behandelt hat und wie gross die Erfolgsquote war. Viele der Verstorbenen zeichneten sich dadurch aus, dass sie einen recht eingeschränkten Horizont und eine entsprechend enge Intelligenz hatten. Viele dieser Wesen hatten nicht realisiert, dass sie verstorben waren, und wunderten sich nur darüber, dass sie von keinem lebenden Menschen beachtet und bemerkt wurden. Es waren hauptsächlich Wesen, die entweder eines plötzlichen Todes gestorben oder die auf ein schweres Unrecht, eine Sucht oder etwas ähnliches aus ihrem Leben fixiert waren. Ausserdem fanden sich dabei «die Seelen» überzeugter Materialisten, die nicht glauben konnten, nach dem Verlust ihres Körpers noch weiter ein Bewusstsein zu haben.

Der Biologe und Entwicklungsforscher Rupert Sheldrake weist in seinem Buch «Engel, die kosmische Intelligenz» darauf hin, dass alle uns bekannten Kulturen und Religionen die Existenz von Geistwesen, mit denen kommuniziert werden kann, überliefert haben. Diese Überzeugung war auch ein Teil der Wirklichkeit bei den alten Ägyptern, Griechen, Römern und in der Bibel.

Bei den psychischen Störungen, die durch Verstorbene verursacht werden, geht es darum, sowohl den Lebenden wie auch den diese bedrängenden Toten zu helfen. Die Hilfe für die Toten ist aber unabhängig von psychischen Störungen in der Überlieferung immer wieder ein Thema. Eine bedeutende Gruppe der die Menschen kontaktierenden Geistwesen bilden die hilfesuchenden Toten, die von dafür begabten Menschen wahrgenommen werden, ohne dass sie bei lebenden Menschen Störungen verursachen. Zahllos sind die Berichte über Kontakte mit solchen Verstorbenen im Mittelalter. Joseph Görres schreibt in seinem ab 1836 erschienen 5-bändigen Werk «Die christliche Mystik» über Franziska von den Sakramenten: «Verstorbene aller Stände, Geistliche und Weltliche, Päpste, Erzbischöfe, Äbte, Priester, Mönche und Nonnen, Adeliche und Unadeliche, Religiöse und Laien kamen in ihre Zelle, erzählten ihr von ihren Nöthen und den Versehen, die sie zu büssen hatten, und suchten Rath und Hülfe.»

Innerhalb der katholischen Kirche finden wir immer wieder ausführliche Beschreibungen und Beobachtungen von frommen Menschen oder Heiligen, vornehmlich Frauen, die solchen Toten, den sogenannten «Armen Seelen», Hilfe leisteten durch Gebet, Unterweisung und Übernahme von asketischen Übungen oder Krankheiten. Maria Anna Lindmayr (1657 – 1726) stiess im katholischen München kaum auf Widerspruch mit ihren Berichten über den Verkehr mit armen Seelen. Die Münchner sollen auf ihren Rat hin die Dreifaltigkeitskirche gebaut und dadurch von der Pest verschont geblieben sein. Die Carmelitin Lindmayr wurde schon ein Jahr nach ihrem Tod selig gesprochen.

Ausserhalb der katholischen Kirche machte Emanuel von Swedenborg (1688 – 1772), zunächst ein europaweit bekannter, naturwissenschaftlich gebildeter Gelehrter, besonders von sich reden, als er sich ab 1745 als «Geisterseher» zu erkennen gab. In diesem Jahr, also mit 57 Jahren, soll er das erste einer Reihe von spontanen Erlebnissen gehabt haben, die seinem Leben eine völlig neue Wendung gaben. «In jener Nacht», berichtet er, «wurden die Augen meines inneren Menschen geöffnet, so dass ich in die Himmel, die Geisterwelt und die Hölle blicken konnte. Ich fand dort viele, die ich gekannt habe – manche schon längst gestorben, andere erst vor kurzem.» Einerseits bezeugte eine ganze Reihe hochstehender Persönlichkeiten, unter ihnen Königin Ulrike von Schweden, sie hätten von Swedenborg deutliche Beweise seiner Fähigkeit erhalten, indem er ihnen Mitteilungen von Verstorbenen machte, die er unmöglich habe wissen können. Andererseits wurde Swedenborg heftig angegriffen, unter anderem von Kant. Der im 18. Jahrhundert sich stärker ausbreitende Materialismus machte es den Exponenten des Spiritismus immer schwerer, Glauben zu finden, unabhängig davon, ob sie sich innerhalb oder ausserhalb der katholischen Kirche befanden.

Anna Katharina Emmerich (1774 – 1824), ein Jahrhundert später geboren als Lindmayr und Swedenborg, deren Visionen über das Leben Jesu vom Dichter Clemens Brentano während Jahren aufgezeichnet wurden, die aber daneben auch immer wieder Verstorbenen zur Erlösung verholfen habe, musste sich diversen Prüfungen unterziehen und wurde heftig angefeindet, und ebenso die sie betreuenden Ärzte und Priester.

Der schon im dritten Kapitel erwähnte Justinus Kerner, der gleichzeitig ein naturwissenschaftlich ausgerichteter Arzt und ein romantischer Dichter war, veröffentlichte 1829 den Bericht über seine Patientin Friederike Hauffe und löste einen wahren Aufruhr aus. Die materialistischen Kollegen bekämpften ihn, die gewöhnlichen Leute rissen sich um sein Buch. Kerner war mit naturwissenschaftlicher Beobachtungsschärfe und Experimentierfreudigkeit ans Werk gegangen. Neben vielen anderen Versuchen und Erkenntnissen bildete der Verkehr mit Verstorbenen, «das Hereinragen der Geisterwelt in die Unsere», einen wesentlichen Teil des Buches. Friederike Hauffe beklagte sich oft über den Eigensinn der Verstorbenen, denen sie mit Gebet und Aufklärung helfen wollte. Die Verstorbenen hielten oft an ihrer Idee fest, irgendein Vergehen in ihrem Leben müsste korrigiert oder aufgelöst werden. Offenbar gelang es Kerner in einigen Fällen, nach Angaben der Verstorbenen Tatsachen aufzudecken, die weder die Patientin noch er selber wissen konnten. In einem Falle wurden sogar nach den Angaben einer sich als Kindsmörderin bezeichnenden Wesenheit bei Grabungen die Gebeine eines Kindes gefunden. Die Erscheinungen wurden von der Seherin oft zuerst dunkel und mit zunehmendem Gebet und Bekehrung heller und heller wahrgenommen, bis diese Wesen sich verabschiedeten.

Daneben scheinen die Verstorbenen, die sich den Menschen zeigen, immer eine allegorische Aufmachung mit typischen Merkmalen aus ihrem Leben zu wählen, so dass sie leicht erkannt werden können.

Kerner selber bemerkte, dass die Vorurteile der Verstorbenen oft deren Weiterkommen in der jenseitigen Welt behindern würden. Andere Kritiker äusserten, nach Aussagen dieser Wesenheiten müsse man annehmen, dass die Menschen nach ihrem Tode allmählich zu Schwachsinnigen degenerieren würden. Schopenhauer ärgerte sich, aus den Angaben und dem Benehmen dieser Geister müsse auf eine «empörend absurde, ja niederträchtig dumme Weltordnung» geschlossen werden.

Manche Dichter und Philosophen des 18. und 19. Jahrhunderts haben sich zur Frage der Geisterwelt geäussert. Im Jahre 1859 veröffentlichte Allan Kardec, ein ehemaliger Schüler Pestalozzis, mit bürgerlichem Namen Hippolite Rivail, sein erstes Werk: «Das Buch der Geister». Dieses und seine folgenden Bücher verursachten ein gewaltiges Aufsehen. Sie wurden immer wieder neu aufgelegt und in mehrere Sprachen übersetzt. Vor allem in den lateinischen Ländern fand Kardec ein grosses Echo. In Brasilien bildet der Espiritismo oder Kardesismo neben Candomblé und Umbanda zwar die kleinste der drei grossen spiritistischen Strömungen, zählt aber immer noch 8 bis 10 Millionen Anhänger. Die Bücher Kardecs sind eine Art Bibel des Spiritismus geworden und in Brasilien spricht man offiziell von der «Doutrina», der Doktrin von Kardec. Sowohl in Kontinentaleuropa wie in England gab es im 19. Jahrhundert eine ganze Reihe weiterer Gelehrter, die die Phänomene der sogenannten Geisterwelt untersuchten und damit unter anderem den anglo-amerikanischen Spiritualismus begründeten.

Freud grenzte sich scharf gegen alle sogenannt paranormalen Phänomene und damit auch gegen seinen früheren Schüler C.G. Jung ab. Erst kurz vor Ende seines Lebens bekannte er, er würde sich dem Studium der paranormalen Phänomene widmen, wenn er sein Leben noch vor sich hätte. Freud war in eine Zeit hineingeboren worden, in der aufsehenerregende Erfindungen wie Phonograph, Auto, Flugzeug usw. das Interesse der Menschen noch mehr auf die materielle Welt lenkten und Wissenschaft mit Materialismus gleichgesetzt wurde.

In der englischen Heiler- und Medienausbildung bildet die Kontaktaufnahme zu Verstorbenen meistens auch heute noch einen Teil des Lehrganges. In Brasilien ist der Glaube an den Kontakt mit Verstorbenen nicht nur ein wichtiges Element in den verschiedenen spiritistischen Gruppierungen, auch die Abgrenzung zur katholischen Kirche ist fliessend. Trancesitzungen einzeln und in Gruppen, in denen Verstorbene «ins Licht geschickt» und Lebende dadurch von Krankheit befreit werden, finden täglich viele tausend Mal statt. Auch hierzulande ist innerhalb der katholischen Kirche die Hilfe für arme Seelen durch besonders dafür ausgewählte Personen weiterhin ein Thema. 1968 erschien der Bericht der Österreicherin Maria Simma, einer einfachen Frau aus dem im vorarlbergischen grossen Walsertal gelegenen Dorf Sonntag. Ihre Berichte haben grosse Ähnlichkeit mit den Schilderungen ihrer Vorgängerinnen, wie Maria Anna Lindmayr oder Friederike Hauffe. Die Erscheinungen der Verstorbenen bestürmten sie mit Anliegen, die sie stellvertretend bei lebenden Angehörigen erledigen sollte, oder mit Bitten um Gebet oder Übernahme von Sühne und körperlichen Leiden. Das Büchlein erlebte innert kürzester Zeit unzählige Auflagen und wurde in mehrere Sprachen übersetzt. Von Maria Simma liegen die Zeugnisse ihrer geistlichen Betreuer sowie ein sechsseitiges psychologisches Gutachten eines Universitäts-Institutes vor, welches festhält, dass es sich um eine integre und geistig-seelisch gesunde Person handle.

In der neueren spirituell-esoterischen Bewegung ist die Zahl der Medien unübersehbar geworden, die aussagen, mit Verstorbenen in Kontakt treten und unter Umständen dadurch auch Lebende von gesundheitlichen Störungen befreien zu können. Seriös und illustrativ für diese Arbeitsweise erscheint beispielsweise der autobiographische Bericht der Innerschweizerin Silvia Wallimann in ihrem ersten Büchlein «Lichtpunkt». Das Gegenstück dazu bildet ein sensationell aufgemachtes Buch eines international bekannten Mediums, das vor ein paar Jahren von seinem damaligen Partner stimuliert wurde, aktiv Kontakt zu allen möglichen berühmten Leuten wie Louis Armstrong, J.F. Kennedy, Marylin Monroe und vielen anderen aufzunehmen. Der Partner des Mediums wollte sogar einen per Abonnement bezahlten Informationsdienst aus dem Jenseits aufbauen. Das Medium machte aber schliesslich nicht mehr mit und trennte sich von dem Mann. Die in diesem Buch berichteten Aussagen der berühmten Leute imponieren oft ebenfalls durch ihre banalen Inhalte. Andererseits sind in den siebziger Jahren vom Medium Eva Herrmann in zwei Büchern (zuerst auf englisch, dann auf deutsch unter dem Titel «Von drüben») Aussagen von verstorbenen Dichtern, Wissenschaftern und Politikern veröffentlicht worden, die durch ihre tiefen Einsichten über falsche Entscheidungen oder Ansichten in ihrem diesseitigen Leben grossen Eindruck machen.

In den USA gibt es eine wachsende Zahl von Psychologen, Theologen und Ärzten, die sich der «Spirit Releasement Therapy» verschrieben haben und die in zwei Verbänden organisiert sind. Die ASRT (Association for Spirit Releasement Therapy) berichtet von rasch zunehmenden weltweiten Kontakten, organisiert Workshops und Konferenzen und hat schon zahlreiche Bücher und Manuale herausgegeben. Die Therapeuten arbeiten teilweise mit den Betroffenen direkt, teilweise mit Hilfe eines Mediums. Immer mehr werden entsprechende Therapien auch auf Entfernung gemacht. Eines der Hauptziele dieser Gruppierungen ist die Anerkennung ihrer Therapien bei den grossen medizinischen und psychologischen Verbänden. Als Begründerin dieser Therapieform darf die amerikanische Psychologin Edith Fiore mit ihrem Buch «The Unquiet Death» (1997) angesehen werden. Ebenfalls zu den Pionieren dieses Zugangs gehören die Psychiater B. Weiss und A. Crabtree, deren Bücher auch ins Deutsche übersetzt wurden. Bisher liegen viele Fallberichte über Heilungen vor, jedoch kaum Angaben über Erfolgsquoten, Indikationen und Langzeitwirkungen.

Ist das Jenseits die Heimat im Licht oder ein Ort der Verdummung oder beides? Vergleicht man die Beschreibungen, die viele hilfesuchende Verstorbene den medial begabten Menschen über das Erleben im Jenseits geben, zeigen sich eklatante Unterschiede zu den «Jenseitserfahrungen» beziehungsweise Nahtod-Erfahrungen klinisch toter Menschen, die wiederbelebt wurden. Die einen realisieren oft nicht, dass sie gestorben sind, und wenn sie sich doch darüber klar geworden sind, irren sie umher, versuchen sich an Menschen zu hängen oder haften an ihnen vertrauten Orten, wie dies beispielsweise im ebenfalls amerikanischen Film «Sam» dargestellt ist. Aus den Nahtodeserlebnissen hingegen erfahren wir, wie die vom Körper befreite Seele durch einen Tunnel in ein meist wunderbares Licht schwebt, geistige Führer oder Christus antrifft, Lebensrückschau hält und aus Sehnsucht nach der lichtvollen Welt nicht mehr ins Erdenleben zurückkehren möchte. Auch die Berichte über das Jenseits aus den medialen Kontakten mit Verstorbenen weisen grosse Unterschiede auf. Aus den divergierenden «Jenseitserfahrungen» werden ebenso unterschiedliche Vorstellungen über eine Existenz nach dem Tode entwickelt. Daraus könnte geschlossen werden, dass gewisse Menschen Führer antreffen und ins Licht geleitet werden, andere aber auf dieses Privileg, «ins Licht abgeholt zu werden», verzichten müssen und als Verstorbene ohne Körper weiterhin auf der Erde umherirren, bis ihnen zufällig ein Medium oder ein Spirit-Releasement-Therapeut begegnet. Allerdings werden durch eine solche Deutung mehr Fragen aufgeworfen als beantwortet. Zunächst ist zu fragen, warum bisher so wenig über «negative» Nahtodeserlebnisse berichtet wurde. Elisabeth Kübler-Ross und Raymond Moody berichten über gar keine solche negative Erlebnisse und Kenneth Ring stellte 1984 fest: «Die meisten Experten scheinen darin übereinzustimmen, dass es sich um 1% oder weniger aller berichteten Fälle handelt.» Tatsächlich scheinen jedoch solche negative Berichte deutlich häufiger zu sein als bisher – wie oben zitiert – in der Literatur angeführt wurde. Die amerikanische Ärztin Barbara R. Rommer berichtete 1999, dass die «Less-Than-Positive»(LTP)-Erfahrungen nach den Erkenntnissen von ihr und anderen Forschern 15 – 18% der Nahtodeserlebnisse ausmachten.

Diese ungefähre Zahl wird auch vom Schweizer Theologen und Sterbebegleiter Gabriel Looser aufgrund seiner Literaturkenntnisse bestätigt. Die Betroffenen würden nach Rommer aus Angst, kritisiert und verurteilt zu werden, die Erlebnisse kaum berichten. Die Erfahrungen würden hauptsächlich Schrecken, Verzweiflung, Schuldgefühle und überwältigende Einsamkeit beinhalten. Rommer ist überzeugt, dass auch diese Erlebnisse meist Anstoss zu tiefgreifendem spirituellem Wachstum seien, was im grossen Ganzen auch von anderen Autoren bestätigt wird.

Weiter ist zu fragen, warum die Schilderungen Verstorbener, wie sie uns durch Medien berichtet werden, oft so banal und wenig intelligent erscheinen, selbst wenn es sich um die Seelen von auf Erden überdurchschnittlich begabten Menschen handeln soll. Eine Erklärung könnte sein, dass diese Medien sich täuschen und sich nur einbilden, zu ehemals berühmten Diesseitigen in Kontakt zu stehen. Diese Erklärung mag teilweise zutreffen, dürfte aber insgesamt dem Verständnis dieser Phänomene nicht gerecht werden. Eine wesentlich tiefer greifende Erklärung, die aber bisher noch kaum diskutiert wurde, besagt, dass auch bei Verstorbenen Dissoziationen, das heisst Abspaltungen von Bewusstseins- oder Persönlichkeitsanteilen vorkommen können. Bei lebenden Menschen spricht man von Verdrängung ins Unbewusste. Wenn jedoch kein Körper mehr als gemeinsames Verbindungsglied vorhanden ist, könnte ein Bewusstseinsteil «verloren» gehen und als quasi selbständige Wesenheit in einer nicht-körperlichen Existenzebene angetroffen werden. Was sensitiven Menschen dann oft begegnet, wären nicht notwendigerweise Verstorbene als einheitliche «Persönlichkeiten», sondern allenfalls nur abgespaltene Bewusstseinsteile davon. Für diese Sichtweise spricht die jahrtausendealte schamanische Überlieferung, dass Seelenteile durch Schockerlebnisse im Leben abgespalten und in der nicht-alltäglichen Wirklichkeit von Schamanen gefunden werden können. Ausführliche Beschreibungen finden sich, wie bereits im ersten Kapitel erwähnt, in den Büchern von Sandra Ingermann. Demnach wäre ein plötzlicher

Tod und insbesondere ein Unfalltod selber ein Schockerlebnis, das zu Seelenverlust führen könnte. Andere Aussagen gehen dahin, dass jeder Mensch schon im inkarnierten Zustand auf mehreren, zwar zusammenhängenden, aber auch teilweise voneinander unabhängigen Bewusstseinsebenen existiert. Alles was unserem Tagesbewusstsein nicht zugänglich ist, würde dann als das Unbewusste zusammengefasst, wäre aber keineswegs als einheitlich und als in sich zusammenhängend zu betrachten. Ausserdem gibt es durch die Jahrhunderte hindurch die unzähligen Schilderungen der verschiedenen geistigen Existenzebenen, die wir vor oder nach dem Tod gemäss unserer geistigen Entwicklung bewohnen. Allerdings zeigen auch diese Schilderungen untereinander bedeutsame Unterschiede. Ein riesiger interdisziplinärer Forschungsbedarf in der Psychologie, Psychiatrie, Ethnologie und Theologie tut sich hier auf. Es ist zu hoffen, dass auch die Universitäten die materialistischen Vorurteile überwinden und sich diesen Fragen öffnen.

Ich möchte jetzt von der Geschichte, der Theorie und den offenen Fragen weggehen und schildern, wie mediale Erfahrungen im Alltag aussehen können und wie sie die Arbeit einer Heilerin unterstützen können. Es handelt sich um die Erfahrungen der bereits erwähnten Graziella Schmidt. Dadurch dass sie an der von mir geleiteten psychiatrischen Ambulanz mit mir in einem Forschungsprojekt zu Geistigem Heilen zusammenarbeitet, konnte ich manches von ihrer Entwicklung hautnah miterleben.

Vor mehr als einem halben Dutzend Jahren war Graziella in einem schamanischen Kurs, in dem die Kursteilnehmer zu fragen hatten, wer ihre Lehrer seien. Sie hatte eine Vision von Christus, so gross, dass der ganze Raum vor ihr ausgefüllt war. Auch die Madonna war da und um die beiden herum tanzten Indianer. Jahre später hatte Graziella bei einer sehr grossen und vitalen Eiche die Begegnung mit einem überaus edlen und stolzen Indianer. Er sagte ihr, sie könne sich immer an ihn wenden, wenn sie Informationen über Kräuter, Heilmittel oder ähnliches benötige. Später sah sie ihn beim Tanzen und fragte, wer er sei. «Frag nicht so viel, tanze lieber», kam als Antwort.

Wiederum einige Monate später hatte Graziella in einer sehr langen und tiefen Trance erneut eine visionäre Begegnung mit Christus und dem Indianer. In dieser Vision sah Graziella ein grosses goldenes Dreieck mit einem Auge darin und musste daraufhin heftig weinen. Dann hörte sie eine Stimme: «Ja, weine nur, weine, das sind auch meine Tränen.» Sie sah dann die Erde wie eine grosse Kugel, die mächtig atmete, und hörte die Stimme: «Ich bin deine Mutter, Mutter Erde.» Bei dieser Gelegenheit hörte sie den Namen «White Eagle» und sah eine weisse Kuppel mit einer Rose im Zenith. Später bei einem Besuch in der «White Eagle Lodge» in England erkannte sie diese Kuppel wieder. Wie bereits in Kapitel acht erwähnt, ist White Eagle eine Heilervereinigung in England, die auf die Durchsagen einer Wesenheit mit dem entsprechenden Namen gründet. Diese Durchsagen sind vom Medium Grace Cooke während Jahrzehnten vermittelt worden und strahlen grosse Kraft, Einfachheit und Klarheit aus. Sie ermahnen die Menschen unablässig, standhaft, zuversichtlich und demütig zu sein. Aufgrund dieser Erlebnisse glaubt Graziella, dass White Eagle einer ihrer geistigen Führer sein könnte.

Dann aber sah sie in dieser Vision ihren vor einigen Jahren verstorbenen Bruder, mit dem sie öfter Kontakt hat und der ihr oft bei der Heilarbeit hilft. Er erschien als grosse, engelähnliche, weissgekleidete Gestalt und hielt eine goldene Kugel in der Hand, kam langsam auf Graziella zu, legte ihr die Kugel auf die Brust und sagte: «Hier Schwester, aus deinem Herzen kommt die Kraft. Mit dieser Kraft kannst du vielen, vielen Menschen, die sich – egal aus welchem Grund – verloren haben, helfen, sich wieder zu finden, den Gott in sich wieder zu spüren.» Als Graziella die Augen öffnete, war der ganze Raum in blaues Licht getaucht. Man muss wissen, dass dieser Bruder, als er noch lebte, während Jahrzehnten versuchte, seine Schwester auf ihre Heilbegabung aufmerksam zu machen, ohne damit Erfolg zu haben. Als Graziella bereit war, zu hören und sich spirituell zu öffnen, verstarb er plötzlich mit wenig mehr als vierzig Jahren. Aus dem Jenseits tröstete er seine Schwester und sagte: «Graziella, man geht, wenn es Zeit für einen ist.» Seither wurde er wiederholt bei Behandlungen von anderen Menschen als weisse, engelähnliche Gestalt wahrgenommen.

In einem Workshop von Graziella konnten sechs von acht Menschen in einer Meditation die goldene Kugel sehen, ohne dass diese die Geschichte der Vision mit Graziellas Bruder kannten. Im Frühjahr 2001 war Graziella in Kenia an der Küste des indischen Ozeans zur Erholung in den Ferien. Durch sogenannten Zufall machte sie die Bekanntschaft einer ca. 60-jährigen Frau aus Norddeutschland, die – ohne von der Heilbegabung Graziellas zu wissen – bald von ihren Sorgen mit dem rechten Fuss bzw. Knöchel berichtete, der trotz mehrfacher Operationen erhebliche Schmerzen und Gehbehinderungen verursachte, und die äusserte, sie fühle sich unerklärlich gedrängt, ständig Graziella anzuschauen. Diese konnte es nicht lassen: «Da wollen wir mal nachsehen», sagte sie und behandelte den Fuss der Frau während des Sonnenbadens. Tatsächlich trat sehr schnell eine Linderung ein, die sich in den folgenden Tagen noch verstärkte. Auch eine schmerzhafte Knochenveränderung in der rechten Hand, die durch den Gebrauch der Stöcke entstanden war, besserte sich zusehends. «Es strömte durch die ganze rechte Seite», sagte die Frau. Erst am nächsten Tag wagte sie allmählich über eine andere Erfahrung zu sprechen: «Als Sie mich behandelten, sah ich plötzlich zwischen uns eine leuchtende goldene Kugel schweben. Zuerst dachte ich, es sei die Sonne, aber die Sonne war wirklich auf der entgegengesetzten Seite. Diese goldene Kugel schwebte einfach so zwischen uns, verschwand dann und erschien erneut von links her kommend.»

Oft wird bei Heilbehandlungen ein goldenes, oft auch ein blaues, seltener ein grünes Licht gesehen. Auch der Indianer oder ein Weisser Adler wurden von den Patienten schon gesehen. Graziella selbst sah bei der Behandlung einer krebskranken Frau ihre Hand ganz blau und am nächsten Tag erschien ihr die Madonna und sagte: «Das ist meine Hand.» Erst danach fiel uns auf, wie oft Maria von den Künstlern mit einem blauen Mantel dargestellt wird. Und ein Kollege machte uns darauf aufmerksam, dass der Medizinbuddha im Osten regelmässig mit blauer Haut dargestellt wird.

Kürzlich behandelte Graziella eine 28-jährige Frau, die wegen chronischer Knöchel- und Kniebeschwerden schon wiederholt operiert worden war und seit längerem zur Schmerzbekämpfung morphiumähnliche Schmerzmittel benötigte. Sie war bereits zur nächsten Operation aufgeboten; auch ein künstliches Fussgelenk war schon diskutiert worden. Durch die Behandlung verschwanden die Schmerzen, die Frau setzte die Schmerzmittel ab und verzichtete auf die Operation. Die Behandlung selber wurde von der Frau so geschildert, dass zwei weisse Gestalten gekommen seien und eine Art weisses Päckchen von ihrem Fuss weggenommen hätten. Bei näherem Nachfragen meinte die Patientin etwas verlegen, diese Gestalten seien so erschienen, wie man sich Engel vorstelle. In einer weiteren Behandlung nahm Graziella Schmidt bei dieser Frau die Seele – was immer das ist – eines Kindes von einem früher erlebten Spontanabort wahr. Sie machte eine sogenannte «Seelenbefreiung»; dabei sah die behandelte junge Frau zwei Lichtgestalten, die die Seele ihres verstorbenen Embryos abholten. «Es waren mein Bruder und Anita», sagte Graziella. Bei Anita handelt es sich um ein als Kind verstorbenes Mädchen; diese Geschichte soll hier aber nicht weiter ausgeführt werden.

Die Schilderung der persönlichen Erlebnisse von Graziella Schmidt kann einen konkreten Eindruck vermitteln, wie der Kontakt zu verstorbenen Menschen und zu Geistwesen wahrgenommen werden kann und wie diese Kräfte uns Menschen in unserem alltäglichen Leben, insbesondere aber beim Dienst für andere Menschen, helfen können.

Aus der Quantenphysik haben wir gelernt, dass wir über die Phänomene (wie Elektronen, Atomkerne usw.) «an sich», das heisst unabhängig von uns, nichts erfahren können. Mit unserer Wahrnehmung, unserem Bewusstsein oder unserer Messung beeinflussen wir sie schon von vornherein. Ähnlich wird es mit den Erscheinungen aus dem sogenannten Jenseits sein. Umso wichtiger ist es, dass wir phänomenologisch vorgehen, eben die Phänomene einfach einmal wahrnehmen und beschreiben und ihre Bedeutung für uns zu verstehen versuchen. Wir sollen sie nicht durch vorschnelle Interpretationen vergewaltigen, weder sie materialistisch als Halluzinationen abqualifizieren noch sie missbrauchen, um andere Menschen von einem so oder so gearteten Jenseits zu überzeugen. Die Bedeutung erhalten diese Erscheinungen und Erfahrungen durch jeden einzelnen Menschen, insbesondere, wenn er diese Bedeutung frei von Furcht und frei von unerwünschter Beeinflussung durch andere Menschen in seinem Herzen erspüren kann.

11. Spirituelles Heilen in Kliniken

In Anbetracht der bisher beschriebenen Resultate ist es sowohl für die Patienten als auch für die behandelnden Ärzte wünschenswert, das Spirituelle Heilen in unsere Kliniken zu integrieren oder entsprechende Kliniken zu schaffen, so dass eigentliche Heilerkliniken entstehen würden. Mit Heilerklinik ist eine medizinische Behandlungseinrichtung gemeint, in der besonders begabte Heilerinnen und Heiler einen festen Platz im therapeutischen Team haben und neben der klassischen und der komplementären Medizin (CAM) die dritte tragende Säule bilden. Die Bereitschaft von Heilenden, in medizinischen Einrichtungen mitzuarbeiten, ist gross. Manche international bekannte Heilpersonen haben ihren Wunsch geäussert, ihre Begabung in Zusammenarbeit mit Ärzten wissenschaftlich testen zu lassen. Deshalb muss die wissenschaftliche Kontrolle der Behandlungsergebnisse in einer solchen Klinik ein fester Bestandteil sein. Dabei ist insbesondere auch das ökonomische Resultat wichtig.

Es dürfte nicht mehr lange dauern, bis Investoren und Kostenträger im Gesundheitswesen erkennen, welches Potenzial durch die Zusammenarbeit von heilbegabten Personen und Medizinern entstehen kann. Die Beschäftigung mit spirituellen Krisen, Sensitivität und psychischen Krankheiten in den letzten Jahren hat gezeigt, dass bei Patienten ein grosses Bedürfnis vorhanden ist, kompetente Ärzte und Psychiater zu finden, die gleichzeitig Wissen und Offenheit für komplementäre und alternative Methoden (CAM) der Diagnostik und Therapie haben. Insbesondere die Suche nach spirituellen Dimensionen im Zusammenhang mit psychischen und körperlichen Erkrankungen ist weit verbreitet. Ein Grossteil der Patienten berichtet, nachdem sie Vertrauen gefasst haben, dass sie schon die Dienste von Medien, Geistheilern, Energietherapeuten, Kinesiologen usw. in Anspruch genommen haben. Seriöse Angebote sind sehr gesucht. Viele dieser Patienten werden von der Schulmedizin als therapieresistent beurteilt.

Es liegt manchmal nicht an der Einsicht in das Wesen einer Sache, sondern an der Einsicht in die möglichen Verdienstaussichten, die eine Wende herbeibringen. Wie eine solche Klinik aussehen könnte, soll im Folgenden in einer Projektskizze dargestellt werden:

Zielgruppe
Idealerweise eignet sich die Klinik in erster Linie für chronische Erkrankungen körperlicher, seelischer und psychosomatischer Natur. Aus der Sicht des Spirituellen Heilens sind diese Unterteilungen allerdings überholt. Patienten aller Versicherungsklassen wären aufzunehmen mit Wahleintritten und Notfallaufnahmen. Oft kann auch im akuten Stadium psychischer Störungen sehr viel mit CAM-Methoden, insbesondere Geistheilen, erreicht werden und ausserdem ist für solche Störungen das Angebot an alternativen Spitalbehandlungen besonders mangelhaft, zum Kummer vieler akut psychisch Erkrankter und ihrer Angehörigen. Bei einem beachtlichen Teil der Patienten wird es sich um sogenannte chronische, therapieresistente Erkrankungen handeln, wie Depressionen, Ess-Störungen, Persönlichkeitsstörungen, alle Arten von Schmerzerkrankungen, Menschen, die chronisch unter Halluzinationen, Epilepsie, Asthma bronchiale und anderen allergischen Erkrankungen leiden, Menschen mit Schleudertrauma und vielen anderen Unfallfolgen. Es gibt nur wenige gesundheitliche Störungen, die für diese Art von Behandlung nicht in Frage kommen. Die Therapien werden differenziell und individuell nach Art der Störung und nach den Therapiezielen zusammengestellt. Es sollte angestrebt werden, mit benachbarten Spitälern feste Abkommen für diagnostische und ergänzende therapeutische Leistungen zu treffen. Neben stationären werden auch ambulante und eventuell halbstationäre Behandlungen angeboten. Die bisherigen Erfahrungen las-

sen vermuten, dass Aufnahme- und Behandlungswünsche aus einer Vielzahl von Ländern eintreffen würden.

Finanzierung
Die stationären Behandlungen müssen kostengünstiger werden. Ökonomische Konzepte sowie Quantitäts- und Qualitätskontrollen allein werden unser Gesundheitssystem nicht sanieren, wenn diese Massnahmen nicht durch ein neues Menschenbild ergänzt werden, das sich ganz konkret auch in günstigeren Behandlungskosten bewährt. Das bedeutet, dass dieses Menschenbild auch in neuartigen Behandlungs-Ansätzen resultiert, wie: stärkere Mitverantwortung und Mithilfe der Patienten, stärkerer Einbezug von Angehörigen, Anwendung geistiger und energetischer Heilmethoden, Ergänzung durch spirituelle Perspektiven und stärkere Betonung von Selbsthilfe. Eine solche Klinik soll eine vernüftige Rendite ermöglichen, ohne dass eine Gewinn-Maximierung angestrebt wird. Allfällige Überschüsse sollen für Prämien für die Mitarbeitenden, für Forschung und Evaluation und für einen Fonds zur verbilligten Behandlung von Patienten ohne ausreichende Finanzierung der notwendigen Therapie verwendet werden. Wenn das Betriebsergebnis es erlaubt, sollen die Kostenträger aber auch vom Überschuss profitieren. Idealerweise sind die Versicherer der Krankenkasse wie der Vorsorgeeinrichtungen an einer solchen Institution massgeblich beteiligt. Diese Gesellschaften dürften das grösste Interesse an solchen neuen Wegen haben. Es ist bekannt, dass jede vorzeitige Invalidisierung im Schnitt Kosten von 1,5 Millionen Franken nach sich zieht. Ein einfaches Rechenbeispiel mag zeigen, wie ökonomisch vorteilhaft eine konzentrierte Rehabilitierung, die ihren Namen verdient, sein könnte. Hundert vierzigjährige Langzeitrentnerinnen und -rentner kosten ungefähr 150 Millionen Franken Rente, dazu kommen die Krankheitskosten. Können in einem Rehabilitationsprogramm nur 30 % erfolgreich rehabilitiert werden, so sind das Einsparungen von 50 Millionen Franken. Der Erfolg von 30 % könnte aber aller Erfahrung und Voraussicht nach mit weit geringeren Mitteln erzielt werden.

Voraussetzung ist, dass sich Krankenversicherer sowie private und staatliche Vorsorgeinstitutionen auf ein gemeinsames Vorgehen einigen können. Eine solche Klinik könnte sogar für private Investoren interessant sein und auf einer ganzen Reihe durchdachter Therapieansätze, wie sie nachfolgend skizziert sind, ruhen:

Integrativer Ansatz und Erweiterung durch spirituelle Perspektive
In der Klinik arbeitet ein Team, das jahrelange Erfahrung in der heute vertretenen akademischen Medizin und Psychosomatik und in den heute gängigen Psychotherapie-Methoden besitzt und insbesondere die psychodynamisch-tiefenpsychologische, die systemisch-familientherapeutische und die kognitiv-verhaltenstherapeutische Methode zu einem integrativen Konzept kombiniert hat und je nach Erkrankung differenzielle Indikationen stellt. Dieses Team ist vertraut mit der heute allgemein vertretenen bio-psychosozialen Perspektive, erachtet aber für eine tiefgreifende und dauerhafte Heilung psychischer und körperlicher Störungen eine darüber hinausgehende spirituelle Ausrichtung von therapeutischem Team und Behandlungsbedürftigen als grundlegend wichtig. Diese spirituelle Ausrichtung ist nicht an eine bestimmte Konfession oder Religion gebunden, schliesst aber alle Formen von Religiosität mit ein, die im Zentrum ihrer Lehre Menschen-, Gottes- und Wahrheitsliebe, Toleranz, Gottvertrauen und Hoffnung haben. Es geht also um einen bio-psycho-sozio-spirituellen Ansatz.

Wie in Kapitel zwei ausgeführt hat die zu einem eigenen Wissenschaftszweig entwickelte Psychologie der Versöhnung nachgewiesen, dass Versöhnung mit sich, dem eigenen Leben, den Mitmenschen und der Umwelt einer der machtvollsten gesundheitlichen Schutz- und Heilungsfaktoren ist. Dies muss von jedem Menschen möglichst täglich für sich und sein Leben reflektiert werden.

Grübeln und sich sorgen, Schuldgefühle und Angst sind mächtige Krankmacher bei fast allen psychischen und körperlichen Störungen. Sie haben ihre hauptsächliche Quelle – wie schon von Buddha gelehrt – meist in unserem Festhalten an Menschen,

Geld, Besitz, bestimmten Wünschen und Ideen usw. Solche Tendenzen können und sollen nicht einfach unterdrückt werden; sie können aber in der Regel ersetzt werden durch Affirmationen, das heisst positive Leitsätze, oder durch Gedichte, Lieder und Gebete. Dieses Ersetzen von negativen Gedanken-Automatismen mit den entsprechenden negativen und angstvollen Gefühlen durch konstruktive, hoffnunggebende und loslassende Gedanken ist ein wichtiger Bestandteil der heutigen kognitiven Verhaltenstherapie, gleichzeitig aber auch der meisten spirituellen Ansätze, und muss in den psychotherapeutischen Sitzungen ständig bearbeitet werden. Gefühle wie Dankbarkeit, Freude, Hoffnung usw. können nicht einfach herbeigezwungen werden. Eine willentliche Ausrichtung auf solche kräftigende Gefühle ist trotzdem möglich und zeitigt bei regelmässigem Üben nach kurzer Zeit erste Erfolge.

Die Psychotraumatologie, die auch innerhalb der offiziellen Psychiatrie und Psychotherapie rasch an Bedeutung zunimmt, ist durch Spirituelle Heiler wohl schon seit Jahrtausenden erkannt worden. Auch Freud hatte erkannt, dass Traumen im früheren Leben zu späteren Krankheiten führen können, hat allerdings die Erkenntnis halbwegs wieder verraten. Ich habe in der konventionellen Psychotherapie bisher niemanden kennengelernt, der frühere Traumen so effizient aufspüren und heilen kann, wie ich es bei Spirituellen Heilerinnen erfahren habe.

Anwendung energetischer und geistiger Heilmethoden

Das therapeutische Team enthält ausserdem Expertinnen und Experten in den heute von der klassischen Medizin noch nicht anerkannten Methoden der geistigen und energetischen Heilung, wie sie einerseits von der katholischen Kirche über all die Jahrhunderte vertreten und anerkannt wurden, andererseits in Ländern wie England, Holland, Norwegen und USA immer mehr angewendet werden. Es wurde ausführlich beschrieben, wie diese Art des Heilens heute systematisch und in einer der wissenschaftlichen Betrachtungsweise genügenden Art dargstellt ist, aber in der klassischen Psychiatrie und Medizin ungenügend beachtet wird. Diese Praxis des Heilens beinhaltet auch die Lehre von den feinstofflichen Körpern und Energiezentren und wendet verschiedene der heute bekannten Methoden der heilenden Beeinflussung der feinstofflichen Seite des Menschen an: Akupunktur, Homöopathie, Blütenessenzen, Kinesiologie, Reiki, Polarity, Craniosacraltherapie, Fussreflexzonenmassage und viele andere. Körperorientierte Therapieverfahren bilden eine unverzichtbare Ergänzung der klassischen verbalen Psychotherapiemethoden. Klassische Medikamente, insbesondere Psychopharmaka, werden angewendet, wenn die anderen Mittel der Heilung, Beruhigung und Symptombekämpfung erschöpft sind oder zur Bewältigung der Krankheit in nützlicher Frist nicht ausreichen.

Verstärkter Einbezug des Hilfepotenzials der Patienten

Die therapeutischen Strukturen solcher Kliniken beruhen auf der Überzeugung, dass jeder Mensch zu jeder Zeit sowohl Hilfe benötigt wie auch Hilfe geben kann. Verhaltenswissenschafter und Entwicklungspsychologen haben schon vor Jahrzehnten herausgearbeitet, dass das Verlangen, gut, fair, hilfreich und solidarisch zu sein, ebenso ursprünglich im Menschen angelegt ist wie die Tendenz zu egoistischem und aggressivem Verhalten. Jeder Mensch ist in dem Sinne gut, dass Erkenntnis- und Liebesfähigkeit ungeachtet der Schwere seiner Störung zu jeder Zeit zu seiner Grunddisposition gehören. Lieben, helfen, schenken und Anteil nehmen sind Grundeigenschaften von uns Menschen, sind aber durch Angst und Schuldgefühle oft blockiert und müssen tagtäglich praktiziert und geübt werden, damit ein Mensch gesund werden und bleiben kann. Wie in der positiven Psychotherapie des persischstämmigen Psychiaters Nossrat Peseschkian soll der Patient allein und zusammen mit den Therapeuten immer wieder evaluieren, wie weit er die sogenannten Aktual-Fähigkeiten, wie Liebe, Geduld, Vertrauen, Sexualität, Hoffnung, Glaube, aber auch Pünktlichkeit, Ordnung, Zuverlässigkeit usw., leben und umsetzen kann. Das Hilfepotenzial der Patienten hat einen hohen Stellenwert und ist ein unverzichtbarer Bestandteil eines solchen Behandlungskonzeptes. Im

Zweifelsfall kommt die Therapie des Mitmenschen vor der eigenen Therapie – und doch geschieht gerade in solchen Momenten viel für die eigene Gesundung und Stärkung, wie dies vor Jahrtausenden schon in allen grossen Weltreligionen gelehrt wurde.

Verstärkter Einbezug von Angehörigen und Freunden, Ergänzung durch Selbsthilfe

Die Gesundung eines Menschen kann nie unabhängig von Angehörigen und Freunden geschehen und gesehen werden. Diese Personen sind eingeladen, aktiv am Klinik-Leben und Behandlungskonzept teilzunehmen und ihr Hilfepotenzial, aber auch ihre Sorgen und Nöte miteinzubringen. Zu vernünftigen Preisen sollen eine Schlafgelegenheit, z.B. im Zimmer des hospitalisierten Angehörigen, die Teilnahme an Therapieaktivitäten und an den Mahlzeiten angeboten werden. Nach Absprache können Angehörige oder Freunde als ambulante Patienten ausgewählte Therapien erhalten. Ausserdem finden abends Gruppen-Angebote, einerseits mit Selbsthilfe-Charakter, andererseits mit meditativer und spiritueller Ausrichtung statt, die den Angehörigen ebenfalls zugänglich sind. Bei unruhigen und verwirrten Patienten kann die Anwesenheit von Angehörigen und Freunden unter Umständen den Einsatz von Psychopharmaka vermeiden oder reduzieren helfen.

Gleichgewicht von Therapie und sinnvoller Arbeit

Therapeutische Programme, einzeln und in Gruppen, dürfen nicht zu intensiv sein. Dies ist weder medizinisch noch ökonomisch vernünftig; auch ein gesunder Mensch würde ein ganztägiges Therapieprogramm über mehrere Wochen kaum verkraften. Nach diesem Behandlungskonzept sollen die zu Therapierenden an mindestens drei Tagen zwei bis drei Stunden in der Klinik oder ausserhalb einer Arbeit nachgehen. Dazu sollen Computerarbeitsplätze vorhanden sein, die es möglichst vielen im Arbeitsprozess Stehenden erlauben, für ihre Firma zu arbeiten und so einen sinnvollen und lebendigen Kontakt aufrechtzuerhalten. Wem dies nicht möglich ist, kann zum Beispiel in der Gärtnerei, Küche, Lingerie,

Reparaturwerkstätte, eventuell in benachbarten Alters- und Pflegeheimen, Spitälern oder Betrieben Arbeit finden. Spitalbedürftige, die in der Nähe wohnen oder arbeiten, sollen diese Kontakte aufrechterhalten oder frühzeitig wieder mit dem Zuhause und dem Arbeitsplatz Kontakt aufnehmen.

Betonung der Selbstverantwortung und der Verantwortung für die Mitmenschen

Wie oben angedeutet, beinhaltet das Menschenbild einer solchen Therapiestätte, dass alle Patientinnen und Patienten letztlich die Möglichkeiten haben, Selbstverantwortung, aber auch Verantwortung für Mitmenschen zu übernehmen. Alle neu Eintretenden haben während der ersten Wochen ein bis zwei Tutoren – das heisst Beratende – eine Funktion, die von bereits erfahrenen und stabileren Mitpatienten übernommen wird. Diese Tutorien beinhalten nicht nur in gewissem Masse Fürsorge und Zuwendung, sondern auch Hilfe auf der praktischen Ebene und Fürsprecher-Tätigkeit bei Menschen, die sich selber nicht genügend für ihre Interessen einsetzen können. Dass ein solches Konzept – mindestens in anderem kulturellem Kontext – sehr gut funktioniert, zeigt Dr. med. Alexandre Sech, Chefarzt der Psychiatrischen Klinik Bom Retiro, Curitiba, Brasilien, der mit weniger als einem Zwanzigstel unserer Pflegetage-Kosten bei Lebenskosten, die ca. $^1/_2$ bis $^2/_3$ der unseren betragen, eine erstaunlich gute Psychiatrie betreibt. Auch der Kontakt zu Tieren, der auch Fürsorge und Pflege beinhaltet, sollte wenn möglich realisiert werden.

Künstlerische Therapien und sportliche Betätigung

Künstlerische Therapien, wie sie heute in den meisten psychiatrischen Kliniken einen festen Platz haben, bilden ein wichtiges Element. Kreativem Ausdruck mit Tönen – auch mit der eigenen Stimme – und mit dem eigenen Körper, insbesondere vielen Formen von Tanz und anderer rhythmischer Bewegung, wird besondere Bedeutung beigemessen. Bewegung im Freien und gemässigte sportliche Betätigung sind gerade bei psychischen und psychosomatischen Leiden enorm wichtig; mindestens so wichtig ist aber auch der Kontakt zur Natur.

Intensiv-Pflege

Eine solche Klinik wird offen geführt. Erkrankte, die unruhig oder selbstmordgefährdet sind oder deren Selbstkontrolle ungenügend ist, werden in der Intensiv-Pflege-Abteilung, d.h. in harmonisch eingerichteten Ein-Bett-Räumen, behandelt. Dauer-Präsenz von therapeutischem Personal, Angehörigen und Mitpatienten ist gewährleistet, so dass die Patientinnen und Patienten in der Intensiv-Pflege-Abteilung nie allein sind. Zur Beruhigung werden neben energetischen Verfahren verschiedenste Mittel zur Entspannung eingesetzt. Dies hat den Vorteil, dass Psychopharmaka oft weggelassen oder niedrig dosiert werden können und die Gefühle erlebt und ausgedrückt werden, so dass die energetischen Verfahren voll zur Wirkung kommen, was für den Heilungsprozess oft eminent wichtig ist. Die Mitsprache der Betroffenen hat eine zentrale Bedeutung für das therapeutische Vorgehen.

Schlafstörungen / Nacht-Wach-Raum

Bei Schlafstörungen geht es in erster Linie darum, dass die Patienten ihre Angst vor Schlaflosigkeit verlieren, die oft das Übel überhaupt chronisch werden lässt. Sie sollen Vertrauen finden in ihr eigenes Heilungspotenzial, das auch den Schlaf reguliert. Andererseits sollen sie das kreative Potenzial der Schlaflosigkeit entdecken, das uns oft tiefer auf unserem Weg zu mehr Bewusstheit und zur Loslösung von alten Gedanken- und Gefühlsmustern führt. Patientinnen sollen den Mut entwickeln, bei Schlaflosigkeit für sich zu Hause ähnliche Lösungsmöglichkeiten zu schaffen. Synthetische Schlafmittel werden nur in Ausnahmefällen verabreicht, das bekannte schlaffördernde Melatonin soll eher selten zum Einsatz kommen. Schlafgestörte, die trotz homöopathischen und phytotherapeutischen Medikamenten nicht schlafen können, werden ermuntert, in den Nacht-Wach-Raum zu gehen. Dieses Vorgehen kombiniert die klassische schulmedizinische Methode des Schlafentzuges bei Depressionen mit modernen Erkenntnissen der Energiemedizin und stellt das ganze Vorgehen auf eine neue, erweiterte Grundlage. Der Nacht-Wach-Raum bietet mehreren Personen bequem Platz, ist harmonisch gestaltet, hat immer eine angenehme Raumtemperatur und Anschluss an eine Dusche oder ein Bad.

Es gibt die Möglichkeit, leise, entspannende Musik zu hören, Briefe zu schreiben, zu malen oder mit Ton zu arbeiten, zu stricken, häkeln oder andere beruhigende Arbeiten zu machen. Es sind therapeutisch erfahrene Nachtwachen vorhanden, da die Nacht bei Schlaflosigkeit ein therapeutisch wichtiger Raum und Moment ist.

Das Gespräch wird aktiv gefördert. An Unruhe leidende, nervöse Personen sollten sich bewegen und tanzen können, um ihre Unruhe loszuwerden. Andererseits werden sie zu kalten und warmen Duschen ermuntert sowie mit energetischen Methoden und vielen Formen der persönlichen therapeutischen Zuwendung behandelt.

Begleitung und Forschung beim sogenannten Lichtnahrungsprozess

Wenn wir uns mit der Verbindung zwischen Spirituellem Heilen und Schulmedizin befassen, dann haben wir es immer mit dem Übergang beziehungsweise der Gleichzeitigkeit von materieller und geistiger Welt zu tun. Die grundsätzliche Fähigkeit unseres Körpers, ohne materielle Nahrung zu leben, illustriert besonders eindrücklich, dass Materie und Licht – Körper und Geist ineinander übergehen und nicht voneinander trennbar sind. Diese Gleichzeitigkeit und diese Übergänge sind nicht länger abstrakte Konzepte, sondern beeinflussen unmittelbar unser Verhältnis zu unserem Körper, zu unserer Gesundheit und insbesondere zu unserer Spiritualität.

Aus vielen Anfragen und Gesprächen weiss ich, dass der sogenannte Lichtnahrungsprozess besonders viele Menschen gerade im deutschen Sprachraum intensiv beschäftigt. Der Ausdruck «Lichtnahrungsprozess» geht auf die Australierin Ellen Greve alias Jasmuheen zurück, die seit Mitte der neunziger Jahre regelmässig nach

Europa kommt und dieses auch 21-Tage-Prozess genannte Fastenexperiment im Zusammenhang mit spiritueller Entwicklung hierzulande bekannt gemacht hat.

Ungewöhnlich und für nicht näher informierte Kollegen und Laien alarmierend ist, dass man die ersten 7 Tage auf jegliche Nahrung, aber auch auf jegliche Flüssigkeit verzichtet, die beiden folgenden Wochen ist Flüssigkeit in beliebiger Menge erlaubt, hingegen keine feste Nahrung. Jasmuheen behauptet, seit Jahren nichts mehr zu essen, hingegen zu trinken, nur gelegentlich nehme sie etwas, um Geschmack zu spüren. Nachdem in Neuseeland eine Frau während des 21-Tage-Prozesses gestorben war, wurde der sie begleitende Heilpraktiker wegen fahrlässiger Tötung angeklagt und durch die Weltpresse ging ein grosses Kesseltreiben gegen Jasmuheen. Sie wurde als Lügnerin, Betrügerin, auch als Schizophrene und anderes beschimpft.

Ich hatte mich selber jahrzehntelang mit historischen Berichten und theoretischen Fragen zu Nahrungs- und Flüssigkeitsabstinenz beschäftigt und war zur Überzeugung gelangt, dass das Phänomen real und möglich ist. Im Winter 1997/1998 lernte ich Jasmuheen persönlich kennen und konnte in der Schweiz ein halbes Dutzend Personen sorgfältig interviewen, die das Experiment schon durchgemacht hatten. Unter Aufsicht und Betreuung der Heilerin Graziella Schmidt unterzog ich mich selber dem Experiment und beschrieb im Frühjahr 1998 die positiven und negativen Erfahrungen für einen Sammelband. Im Frühjahr 2001 kam ich bei den vorgesetzten Behörden sowie bei manchen Kollegen in Verruf, nachdem ein Journalist und Sektenexperte den Bericht mehr medienwirksam als wahrheitsgetreu in einer Tageszeitung aufgewärmt hatte. Da der Mensch nach gültiger medizinischer Lehrmeinung ab spätestens 3 Tagen ohne Flüssigkeitszufuhr seine Gesundheit und sein Leben ernsthaft gefährdet, schien es manchen besonders verantwortungslos, dass ich als Arzt offen dazu stand, diesen Prozess durchgemacht und insgesamt als positiv erfahren zu haben.

Nach den mir vorliegenden Informationen haben im deutschsprachigen Raum 5000 – 6000 Personen den 21-Tage-

Prozess «erfolgreich», d.h. ohne ernsthafte gesundheitliche Schäden, durchgemacht. Über die Erfahrungen mit länger als die 21 Tage dauernder Nahrungslosigkeit liegen anekdotische Informationen vor. Sicher ist, dass viele Personen die Fastendauer verlängerten. Ein mir persönlich gut bekannter Geschäftsmann fastete insgesamt 60 Tage. Die Zahl der Abbrecher mit oder ohne gesundheitliche Schäden ist nicht bekannt. Eine Person ist während des Prozesses in Deutschland gestorben, wobei noch nicht klar zu sein scheint, ob der Tod in ursächlichem Zusammenhang mit dem 21-Tage-Prozess steht. Die Zahl der Personen, die den Prozess weltweit durchgemacht haben, ist nicht bekannt. Es liegen Informationen von insgesamt drei Todesfällen ausserhalb des deutschen Sprachraumes vor. Allerdings ist zu bedenken, dass die Todesfälle infolge falscher Ernährung mit zu viel und schädlicher Nahrung und Flüssigkeit um das Mehrhunderttausendfache häufiger sind.

Das Phänomen ist wichtig und sollte nicht in den Untergrund gedrängt werden. Dadurch werden die Gefahren, die offensichtlich auch vorhanden sind, wie die Todesfälle zeigen, nur vergrössert. Es steht an, diesen Lichtnahrungsprozess unter medizinischer und heilerischer Betreuung sorgfältig näher zu beobachten und zu erforschen, um bald mehr gesicherte Informationen zu haben. Eine Heilerklinik würde sich für eine solche Aufgabe gut eignen. Leser, die mehr zum Thema wissen möchten, finden unter meiner privaten Homepage (www.jakobboesch.ch) sowohl den Erfahrungsbericht von 1998 wie auch eine Stellungnahme dazu. Auch auf die historischen Berichte zu Niklaus von Flüh, Therese von Konnersreuth und anderen Fastenwundern wird dort eingegangen.

Sicherung von Qualität und Wirtschaftlichkeit der Behandlung

Die Sicherung der Qualität und der Wirtschaftlichkeit ist gemeinsames Ziel der Heilerklinik, der Kostenträger und der Behandelten. Verschiedene Modelle der Zusammenarbeit lassen sich denken und sind von den Verhandlungen mit den Kostenträgern abhängig, deren Vertreter einem Klinik-Beirat angehören sollten, in dem ebenso Mitarbeitende, ehemalig oder aktuell Behandelte und niedergelassene Ärzte vertreten sein sollten.

Die Zusammenarbeit mit Vertretern der Kostenträger – mit und ohne deren Mitträgerschaft – sollte konkrete Formen annehmen. Die Klinik kann von den Daten grosser Versicherer profitieren. Andererseits sollten die Versicherungsträger Fachleute ihrer Wahl mit medizinischem, psychiatrischem und ökonomischem Verständnis delegieren, die jederzeit freien Zugang zur Klinik haben und von den therapeutisch Verantwortlichen wie auch von den Behandelten die notwendigen Auskünfte und Akteneinsicht erhalten, damit sie ein gutes Fall-Management durchführen können. Damit könnten diese Vertreter der Versicherungsträger als eine Art externe Berater die Klinikleiter auf Mängel in der Qualität wie auch im wirtschaftlichen Behandeln aufmerksam machen, ebenso aber die Versicherungen unter Wahrung des gesetzlichen Datenschutzes über Zweckmässigkeit oder Unzweckmässigkeit von spezifischen Behandlungen orientieren. Es besteht die Hoffnung, dass damit das nutzlose Seilziehen um die Bekanntgabe oder Nicht-Bekanntgabe der Diagnosen vermieden werden kann. Diagnosen sind sehr oft unscharf und bilden eine Grauzone mit viel Ermessensspielraum und damit eine unsichere Grundlage für Wirtschaftlichkeitsprüfungen. Mit diesem Modell könnten vielleicht allmählich griffige und vertrauenswürdige Kriterien für die Beurteilung von wirtschaftlicher Behandlung gefunden werden. Wichtig ist die Erkenntnis aller Beteiligten, dass nur eine sogenannte «Win-win-Situation» Erfolg haben kann.

12. Das Tor steht offen

Abermillionen sehnen sich nach Heilung und Wahrheit, um mit Neale Donald Walsch zu sprechen. Wahrheit ist ein Teil der Heilung. Wahrheit über die geistigen Grundlagen und die Lebendigkeit unseres Lebens ist Heilung, ist Lebenselixier. Ein nicht mehr zu bremsender Befreiungsprozess ist im Gange. Gerade weil die alten Wissenschaften versagen, machen sie Platz für eine neue Welt und für neue Zuständigkeiten. Allerdings werden vermutlich die Katastrophen, mit denen wir das Verhängnisvolle einer materialistisch verblendeten Wissenschaft zurückgemeldet erhalten, noch zunehmen. Es scheint manchen, als würden die technisierten, materialistischen Wissenschaften immer mehr Macht erhalten; das Gegenteil ist jedoch der Fall. Das zweite Erwachen der Wissenschaft ist anscheinend mit einer zweiten Aufklärung und einer zweiten Demokratisierung verbunden. Damit werden die feudalen Strukturen des heutigen Wissenschaftsbetriebes erschüttert. Diese Institutionen müssen wahrscheinlich wie viele andere tiefgreifend umgestaltet werden. Durch ihren Widerstand gegen das Neue fördern sie ungewollt diese Entwicklung, so wie die Feudalherrschaft in der Aufklärung die französische Revolution vorangetrieben hat. Die Öffentlichkeit als Kollektiv und jeder einzelne Mensch nehmen immer mehr Einfluss auf die Entwicklung wissenschaftlicher Wahrheit und auf den Umgang mit Gesundheit und Krankheit. Die heutige Medizin und ihre Adoptivtocher, das jetzige Gesundheitswesen, erscheinen wie ein riesiger Dinosaurier, dessen unaufhaltsame Schritte in den Abgrund nicht gesehen oder verleugnet werden und dessen Kurs anscheinend nicht aufgehalten werden kann.

Krisen öffnen immer Tore zu Neuem und dieses Tor zum Neuen steht weit offen. Die Welt des Todes, die uns die heutige

Mainstreamwissenschaft immer noch weis machen will, zieht nicht mehr, überzeugt immer weniger Menschen. Lassen wir nochmals den Quantenphysiker und Molekularbiologen Jeremy W. Hayward sprechen: «Am traurigsten ist aber, dass junge Menschen der Generation meiner Tochter mit einem Gefühl tiefer Verletzung, Niedergeschlagenheit und Verlorenheit aufwachsen. Sie sehen die tote Welt, sie hören von Menschen, die es wissen müssen, nur von der toten Welt. Doch wenn sie sich treffen, reden sie von etwas ganz anderem. Sie wissen, dass die tote Welt nicht alles ist; aber wie das, was es noch geben muss, zu entdecken ist, wissen sie nicht. Und so enden viele auf der Suche nach etwas Realerem bei Drogenkonsum oder sogar Selbstmord.»

Ein eindrückliches Beispiel dieser von der Wissenschaft vertretenen toten Welt ist die Hirnforschung, in der ich selbst einmal gearbeitet habe. Die Hirnforschung hat heute wunderbare Instrumente, wie die bildgebenden Verfahren, in der Hand, um neue Erkenntnisse zu gewinnen. Doch das Festhalten am materialistischen, mechanistischen Paradigma lässt sie die gewonnenen Befunde in einer absurden Weise interpretieren. Dieses Festhalten am alten Denken zwingt diese Forscher – um einen Vergleich mit dem PC heranzuziehen – den Computer, der speichert und verarbeitet, mit dem Menschen, der den Computer benützt und mit Daten füttert, zu verwechseln. Wenn sie feststellen, das im Computer Musik gespeichert ist, behaupten sie, die Musik habe ihren Sitz und ihren Ursprung im Computer. Die Musik ist aber in Wahrheit eine lebendige Kraft, die ganze Räume erfüllt, die im Raum lebt, die Menschen von oben bis unten durchfluten und beglücken kann. Sie hat ihren Ursprung in dieser Welt wahrscheinlich bei einem Komponisten genommen, der sie vielleicht intuitiv aus einer noch anderen Ebene erhalten hat. Oder er hat sie zwischen den Bäumen spielen hören, als er durch den Wald spazierte, oder er hat sie selbst in einem schöpferischen Akt geschaffen. Ähnlich ist es mit unserem Fühlen, unserem Wollen und mit unserem inneren Wissen. Etwas davon wird im Hirn gespeichert, hat aber sein Wesen, seinen

Ursprung und seinen Sitz nicht dort. Tief muss das materialistische Dogma in diese Forscher eingepflanzt sein, dass sie diese menschliche Wirklichkeit derart ausblenden können. Waren sie wohl einmal verliebt, haben sie ihr Herz klopfen gespürt, den Schmerz erlebt bei Liebeskummer, die Wut im Bauch erfahren bei einer seelischen Verletzung? Haben sie wahrgenommen, wie sie in ihrer Verliebtheit mit ihrem ganzen Gefühl und ihrer ganzen Sehnsucht beim geliebten Menschen waren? «Hat bei Ihnen das Zwischenhirn geklopft, als Sie verliebt waren, hat es dort geschmerzt, als Sie verletzt wurden? Ist Ihre Phantasie bei Ihrem Sehnen nach dem geliebten Menschen in Ihrem Zwischenhirn gelandet?», müsste man diese Forscher fragen. Solche Leute versteigen sich sogar dahin, dem Menschen jeden freien Willen abzusprechen. Sind sie sich wohl bewusst, dass sie uns damit auch die Freiheit absprechen, uns gegen die Angst und für den Mut zu entscheiden, die Versöhnung an Stelle von Rache und Vergeltung zu wählen, die Schönheit über den maximalen Profit zu stellen…? Nach diesen Forschern sind das alles Mechanismen, auf die wir nur scheinbar Einfluss haben. So weit kann es kommen, wenn man der unmittelbaren Erfahrung des Bewusstseins die Realität abstreitet.

Jeremy W. Hayward schreibt: «Denn die tote Welt ist nur ein winziger Bruchteil des Ganzen. Die Welt ist schon verzaubert – wirklich, hier, jetzt! Jeder Baum, jeder Stein, jeder Stern, ja der Raum selbst hat Bewusstsein und die Energie des Lebens. Es ist uns gegeben, das zu fühlen. Und es gibt Energiemuster, die deutlich zu fühlen, aber für gewöhnlich nicht zu sehen sind. Nennen Sie sie Götter, Dämonen, Feen, Engel, Dralas, ja sogar bedeutsame Koinzidenzen – nennen Sie sie, wie Sie wollen. Und diese Geschichte von allgegenwärtiger Bewusstheit hätte man uns neben der so kleinen und kleinmütigen Geschichte von der toten Welt auch erzählen können, als wir aufwuchsen. Und auch sie hätte man im Namen der Wissenschaft erzählen können.»

Wir sind damit in diesem letzten Kapitel wieder beim Thema der Einleitung angelangt.

Fast täglich erhalte ich Telefone, Briefe und Mails von Menschen, die mich bitten, weiterzumachen, durchzuhalten, die mir zu meinem Mut gratulieren. Es ist wirklich eine Graswurzel-Revolution, eine Kraft, die von unten kommt, eine Kraft, die vieles umkrempeln wird. Immer weniger Menschen akzeptieren, dass man ihnen sagt, die Welt sei tot. Sie akzeptieren nicht mehr, dass man ihnen sagt, sie seien ein Zufallsprodukt ohne die Freiheit zu denken und ohne freie Schöpferkraft. Sie akzeptieren nicht mehr, dass man ihren Hunger nach Sinn und ihr spirituelles Fühlen lächerlich macht und als krank abqualifiziert.

Spiritualität ist das Hauptthema dieses Buches und der Spiritualität sollen die abschliessenden Gedanken gewidmet sein. Was ist Spiritualität? Man könnte viele Definitionen finden; aber viel wichtiger, als Spiritualität zu definieren, ist, Spiritualität zu erleben und zu fühlen: Sich selber zu spüren und damit Gott oder Geist unmittelbar zu erfahren: ICH BIN.

Spiritualität lässt sich von Wissenschaft in ihrem ursprünglichen Sinn, der Suche nach Wissen, nicht trennen. Die Atomphysikerin Lise Meitner hat das klar ausgedrückt: «Die Wissenschaft erzieht den Menschen zum wunschlosen Streben nach Wahrheit und zur Objektivität; sie lehrt Menschen, Tatsachen anzuerkennen, sich wundern und bewundern zu können, gar nicht zu reden von der tiefen Freude und Ehrfurcht, die die Gesetzmässigkeiten des Naturgeschehens dem wahren Wissenschafter schenken.» Die Naturwissenschaften haben nie aufgehört, mich zu faszinieren, nachdem ich mich während der Gymnasialzeit entschlossen hatte, Medizin, und nicht, wie ursprünglich beabsichtigt, Theologie zu studieren. Beseelte, weitblickende Ärzte und Naturwissenschafter hatten mich zu diesem Schritt bewogen. Während meines Studiums haben mich gute Biochemie- und Biologiebücher mehr in Bann gezogen als jeder Kriminalroman. Daneben aber habe ich immer die Kosmologien der alten Völker und der Mystiker studiert, soweit sie in den sechziger Jahren zugänglich waren. Glücklicherweise waren damals schon viele Bücher von Rudolf Steiner und anderen Anthroposophen auf dem Markt, die die Verbindung von Natur- und Geisteswissenschaft wie auch von Religion und Mystik suchten und darstellten.

Das Tragische an unserer Entwicklung ist, dass viele Naturwissenschafter und Mediziner die «Objektivität», von der Lise Meitner spricht, mit Materialismus verwechseln. Sie glauben, sie müssten das Bewusstsein aus ihrer Forschung und Weltbetrachtung ausschliessen, um der Wahrheit näher zu kommen, und sie realisieren nicht, dass gerade ein solches Ausblenden des Bewusstseins nichts mit «Objektivität» zu tun hat und sie von heilender Wahrheit immer weiter abdriften lässt. Erst die destruktiven Rückwirkungen dieses Denkens auf den Planeten und auf die menschliche Gesundheit haben eine kleine Chance, jene Menschen zum Erwachen zu bringen.

Ich wundere mich immer wieder, wie sehr die spirituelle Seite vieler Wissenschafter ausgeblendet und verleugnet wird und wie sehr die intuitive Seite, die bei vielen berühmten Vorgängern vorhanden war, heute vergessen gegangen ist. Bereits Newton hat beispielsweise ausgesprochen, dass sich wohl das Licht und die Materie ineinander umwandeln könnten. Erkenntnisse, die erst im 20. Jahrhundert bestätigt werden konnten, hat er, wie vieles andere, intuitiv vorweggenommen.

Die Basler Chemiefirmen gehören auch heute zu den weltweit führenden Unternehmen dieser Branche. Trotzdem fehlen sogar an der Universität Basel die Chemiestudierenden in alarmierendem Ausmass. Einer der grossen Magnete für Studierende noch zu meiner Studienzeit hat die Anziehungskraft verloren. Andererseits sehe ich in der täglichen Praxis immer häufiger Chemiker, besonders auch in Kaderpositionen, die innerlich ausgebrannt sind, vertrocknet, und die sich fragen, wo nun eigentlich der Sinn ihres Lebens zu finden wäre, ob das alles gewesen sei. Sie leiden am

Burn-out-Syndrom, das zu einem wesentlichen Teil durch die verloren gegangene Seele in ihrer Berufsarbeit mitbedingt ist. Bei den Ärzten ist die Burn-out-Problematik bekanntlicherweise ähnlich oder möglicherweise noch schlimmer. Und bezeichnenderweise reden wir alle nur noch von ökonomischen Faktoren, durch deren Manipulation jedermann glaubt, das Gesundheitswesen retten zu können. Wenn sich früher zwei Mediziner getroffen haben, hat bald fast zwangsläufig die Fachsimpelei über irgendwelche spannende Fälle die Diskussionen dominiert. Die Diskussionen sind immer noch dominant, wenn Mediziner sich treffen. Heute wird aber ebenso zwangsläufig fast nur noch über die ökonomischen Faktoren wie Kosten, Tarife, Versicherer usw. gesprochen. Wie soll es da nicht zum Burn-out kommen? Müssen uns die materiellen Zwänge als Folge eines materialistischen Denkens noch drastischer vor Augen geführt werden? Wir sind die Schöpfer unserer Wirklichkeit. Wenn wir uns und allen anderen einreden, dass die Materie das Primat hat und das Bewusstsein eine vernachlässigbare Grösse sei, wird das Materielle schliesslich dieses Primat übernehmen, und Phänomene wie Freude, Ehrfurcht, Begeisterung und Liebe, die in unserem Bewusstsein, in unserem Herzen ihren Ursprung haben, werden an den Rand gedrängt und ihrer Kraft beraubt.

Warum haben wir bis jetzt nicht auf die vielen Mahnungen unserer besten Wissenschafter gehört? Zwei Physiknobelpreisträger seien stellvertretend für viele zitiert. Von Max Planck ist überliefert: «Der Mensch will nicht nur Erkenntnis und Macht, er will eine Weltanschauung, die ihm das höchste Gut auf Erden, den inneren Seelenfrieden, verbürgt.» Wir versuchen in der Medizin Erkenntnisse zu gewinnen, um Macht über die Krankheiten zu erlangen. Den Menschen zum Seelenfrieden zu verhelfen, ist vielleicht das Ziel vieler Ärztinnen und Ärzte, es ist aber kein vorrangiges Ziel der offiziellen Medizin und der Forschung und ebensowenig des Gesundheitswesens. Max Plancks Kollege Erwin Schrödinger soll gesagt haben: «Es ist meine Meinung, dass uns heute die Philosophie der Griechen deshalb so sehr anzieht, weil nirgends auf der Welt, weder vorher noch nachher, ein so fortgeschrittenes, wohlgegliedertes Gebäude aus Wissen und Nachdenken errichtet worden ist, ohne die verhängnisvolle Spaltung, die uns jahrhundertelang gehemmt hat und heute unerträglich geworden ist.»

Kehren wir nochmals zur Basler Chemie und zur Basler Universität, die zu meinem jetzigen Lebensumfeld gehören, zurück. Aus Insiderkreisen weiss ich, dass die Basler Chemieunternehmen durchaus Anstrengungen unternommen haben, die neue Entwicklung zu erkennen und darauf zu reagieren. Sie haben sich intensiv mit der CAM auseinandergesetzt. Offenbar sind aber bis jetzt alle Projekte wieder gestorben. Vielleicht ist es unter den jetzigen ökonomischen Bedingungen nicht möglich, in Firmen ab einer gewissen Grösse CAM-Projekte erfolgversprechend umzusetzen. Die Einmaligkeit jedes Menschen und die Entwicklung einer stärker individuell zugeschnittenen Gesundheitsversorgung begünstigt vielleicht viel mehr regional oder allenfalls national tätige Nischenbetriebe. Vermutlich müssen auch solche privatwirtschaftliche Institutionen einen tiefgreifenden Wandel durchmachen, der weit über Fusionen und Umstrukturierungen hinausgeht, um wieder nachhaltig auf Erfolgskurs zu kommen. Ich nehme an, die Basler Chemie als Grosssteuerzahler sei massgeblich daran beteiligt, dass man mir ein gutes Chefarzthonorar bezahlt; schon deshalb bin ich eigentlich an deren Wohlergehen interessiert. Ich habe mir oft Gedanken gemacht, wie denn eine neue langfristige Forschungsstrategie aussehen könnte, die die Mitarbeitenden wieder zutiefst fasziniert und befriedigt und die Studenten wieder anzieht. Wahrscheinlich lässt sich eine erfolgversprechende Vorgehensweise sehr wenig planen. Vielleicht müsste man spirituell offenen Menschen in den oberen Positionen genug Raum geben und alle Mitarbeitenden, die das wollen, in Intuition und in spirituellem Fühlen und Denken schulen. Natürlich werden die meisten Verantwortlichen solche Vorschläge für völlig weltfremd halten. Die Zukunft wird uns belehren, wer richtig liegt und wer nicht.

Immerhin ist zu fragen, warum an verschiedenen Eliteuniversitäten der USA Themen wie CAM, Spiritualität, Geist-Materie-Interaktion usw. erforscht werden können, im Gegensatz zu hiesigen Hochschulen, die längst nicht einen solchen Ruf zu verlieren hätten. Warum kann ein Robert G. Jahn die PEAR-Forschung in Princeton durchführen, warum kann ein John Mack die UFO-Entführungen in Harvard studieren, warum kann eine Dolores Krieger an der Columbia Medical School «Therapeutic Touch» entwickeln und der führende Herzklappenspezialist Mehmet Oz ebenda das geistig-energetische Heilen bei Herzoperationen einführen? Sind das nicht gerade darum weltweit führende Hochschulen, weil sie diese Weite und Offenheit des Denkens und Forschens hochhalten, während ein in alten Bahnen festgefahrenes Denken Provinzialität zur Folge hat? Ich gestehe, dass bei diesen Fragen meine persönliche Gekränktheit wieder hochkommt, dass das Dekanat wegen meines Engagements für die spirituelle Erneuerung der Wissenschaften meine eigentlich schon beschlossene Beförderung zum Titularprofessor in der Schublade hat verschwinden lassen. Doch unabhängig von meiner persönlichen Situation, die mir ja vielleicht umso mehr Freiheit gibt, offen zu reden, mache ich mir über diese altehrwürdige Institution meine Gedanken. Kaum ein Monat vergeht, ohne dass nicht in den Medien erklärt wird, die Universität benötige mehr Geld. Man wehrt sich zu Recht mit allen Mitteln gegen die Konzentration der Universitäten und medizinischen Fakultäten in der Schweiz, weil das für Basel nachteilig ausgehen könnte. Eine Universität jedoch, in der Aufbruchstimmung herrscht, in der weder Kaderleuten noch Studierenden der Mund verboten wird, in der neue faszinierende Ideen gefördert werden, die den Menschen Hoffnung vermitteln oder die Aussicht auf inneren Seelenfrieden wecken, wie Max Planck es nennt, solche Institutionen sind nicht so schnell von Geldmangel, fehlenden Studierenden oder Fakultätsschliessungen bedroht. Und diese Aufbruchstimmung, dieses Suchen und Hoffen wäre durchaus vorhanden, wie ich aus vielen Kontakten weiss, wenn es nicht unterdrückt und lächerlich gemacht würde. Die Klage wegen fehlender

Geldmittel verschleiert zu oft die fehlenden neuen Ideen oder die fehlende Offenheit dafür. Man müsste in der Stadt Basel und in der Region eine Umfrage machen, wem angesichts der universitären Umstrukturierungen und Neugestaltung von Studiengängen das Herz warm geworden ist und schneller zu schlagen begonnen hat oder bei wem der innere Seelenfrieden gewachsen ist. Einfache Fragen könnten überaus klare Antworten liefern.

Diese Fragen stellen sich heute Hunderttausende in der Bevölkerung. Sie lassen sich von ihrem Herzen leiten und fällen ihre Entscheidungen immer mehr danach.

Warum wohl eröffnen gerade die weltbekannten Spitäler der USA in rascher Folge Body-Mind-Spirit-Institute? Ein wichtiger Grund könnte sein, dass man dort weiss, dass einem der Staat nicht in jedem Fall unter die Arme greift, sondern dass man eben vorne mit dabei sein muss, um immer wieder Investoren und Sponsoren zu finden.

Ich habe weiter oben erwähnt, die letzten Gedanken sollen der Spiritualität gewidmet sein, und manche Leser wundern sich vielleicht darüber, dass ich mich über Industrie, Universitäten und Geld äussere. Spiritualität kann sich für mich nie in luftleerer Abgehobenheit entwickeln, sie soll uns, unsere Institutionen und unser Alltagsleben verändern. Sie muss als ein realer und höchst wirksamer Faktor erkannt werden, der weitgehend über Dynamik und Lebendigkeit oder eben über Abgestorbenheit entscheidet. «Lebendige Spiritualität in der Forschung» wäre ein wundervolles interdisziplinäres Thema und die Hörsäle würden vor Zuhörern platzen.

Den Abschluss dieses Buches sollen ein paar Sätze aus dem bereits mehrfach erwähnten «Kurs in Wundern» von Helen Schucman bilden: «Der Himmel ist weder ein Ort noch ein Zustand. Er ist nur ein Bewusstsein vollkommenen Einsseins und die Erkenntnis, dass es sonst nichts gibt, nichts ausserhalb dieses Einsseins und nichts anderes darin. Nur wenn man dem Geist die Eigenschaften des Körpers zuweist, scheint Trennung möglich zu sein. Der Körper ist der Gastgeber Gottes, den du gemacht hast. Und weder Gott noch sein heiligster Sohn können eine Wohnstatt betreten, die Hass beherbergt und in der du die Saat der Rache, der Gewalt und des Todes gesät hast.

Geist ist nicht aus verschiedenen Teilen zusammengesetzt. Innerhalb seiner selbst hat er keine Grenzen, und ausserhalb von ihm ist nichts. Du setzt immer noch zu viel Glauben in den Körper als eine Quelle der Stärke. Welche Pläne schmiedest du, in denen es nicht in irgendeiner Weise um seine Behaglichkeit, seinen Schutz oder sein Vergnügen geht? Was hat der Körper dir denn wirklich gegeben, das deinen sonderbaren Glauben rechtfertigt, in ihm liege die Erlösung? Siehst du denn nicht, dass dies der Glaube an den Tod ist? Doch die Liebe muss immer sich selbst gleich sein, für immer unveränderlich und für immer ohne Alternative.»

Was wären diese Sätze für ein wunderbareres Fundament für eine neue spirituelle Forschung und eine spirituelle Medizin. Setzen wir sie um, das Tor steht offen!

Weiterführende Literatur

Astin JA., Harkness E., Ernst E.: *The Efficacy of «Distant Healing»: A Systematic Review of Randomized Trials*, Ann Intern Med, 2000; 132: 903-910

Benor D.: *Healing Research*, Vol. I&II, Helix, München 1992

Bischof M.: *Biophotonen – Das Licht in unseren Zellen*, Zweitausendeins, Frankfurt 1996

Braud WG.: *Distant Mental Influence of Rate of Hemolysis of Human Red Blood Cells*, Journal of the American Society for Psychical Research, 1990, 84: 1-24

Brennan BA.: *Licht-Heilung*, Goldmann, München 1994

Byrd RC.: *Positive Therapeutic Effects of Intercessory Prayer in a Coronary Care Unit Population*, Southern Medical Journal, 1988, 7: 826-829

Dossey L.: *Healing Words*, Harper, San Francisco 1993

Dossey L.: *Reinventing Medicine*, Harper and Collins, New York 1999

Ebneter M., Binder M., Saller R.: *Fernheilung und klinische Forschung*, Forschende Komplementärmedizin (Geplant)

Gerber R.: *Vibrational Medicine*, Bear & Company, Santa Fe 1988 / 1996

Harris WS. et al.: *A Randomized, Controlled Trial of the Effects on Remote, Intercessory Prayer on Outcomes in Patients Admitted to the Coronary Care Unit.*, Arch Intern Med., 1999, 159: 2273-2278

Hayward J.: *Briefe an Vanessa – Über Liebe, Physik und die Verzauberung der Welt*, Fischer, Frankfurt am Main 1998

Heusser P., Lang P.: *Energetische Medizin*, Peter Lang, Bern 1998

Hunt VV.: *Infinite Mind - Science of the Human Vibrations of Consciousness*, Malibu Publishing Co., Malibu 1996

Jahn RG, Dunne BJ.: *Margins of Reality: The Role of Consciousness in the Physical World*, Harcourt Brace Jovanovich, New York 1987

Jahn RG: *Information, Consciousness and Health*, Altern Ther Health Med, 1996, 2: 32-38

Kaucher E.: *Medizin, Energie, Information und transphysikalische Wirkungsmechanismen*, in Heusser P. (Hrsg.): Energetische Medizin, Peter Lang, Bern 1998

Ke-hsueh Li.: *Quantenkohärenz in der Biologie*, in: Dürr HP. et al. (Hrsg.): Elemente des Lebens, Graue Edition, Zug/Kusterdingen 2000

Korotkov K.: *Light after Life*, Backbone Publishing Company, Fair Lawn NJ 1998

Krieger D.: *Therapeutic Touch. Die Heilkraft unserer Hände*, Bauer, Freiburg i.Br. 1995

Laszlo E.: *Das dritte Jahrtausend*, Suhrkamp, Frankfurt am Main 1998

Müller T.: *Quantenphotonik bringt mehr Licht auf die Datenautobahnen*, BaslerZeitung, Nr. 198, 26.08.2001

O'Leary B.: *Das zweite Erwachen der Wissenschaft*, Edition «Neue Perspektiven» im Michaels Verlag, Peiting 1998

Orloff J.: *Jenseits der Angst*, Wilhelm Heyne Verlag, München 1997

Popp FA.: *Die Botschaft unserer Nahrung*, Zweitausendeins, Frankfurt 1999

Popp FA.: *Leben als Sinnsuche*, in: Dürr HP. et al. (Hrsg.): Elemente des Lebens, Graue Edition, Zug/Kusterdingen

Radin DI., Nelson RD.: *Evidence for consciousness-related anomalies in random physical systems*, Found.Phys., 1989, 19: 1499-1514

Radin DI.: *The Conscious Universe – The Scientific Truth of Psychic Phenomena*, Harper Edge., New York 1997

Roberts L. et al.: *Intercessory prayer for the alleviation of ill health (Cochrane Review)*, in: The Cochrane Library, Issue 3, Oxford 1999: Update Software.

Rubik B.: *Energy Medicine and the Unifying Concept of Information*, Altern Ther Health Med, 1995, 1: 34-39

Solfvin J.: *Mental Healing*, in Krippner S.(Hrsg.): *Advances in Parapsychological Research*, 1984, 4: 55-56

Tegmark M., Wheeler JA.: *100 Jahre Quantentheorie*, Spektrum der Wissenschaft, 2001, 4: 68-76

Tegmark M., Wheeler JA.: *Quantentheorie und Bewusstsein*, Spektrum der Wissenschaft, 2001, 4: 76

Uhlenhuth EH.: *The Symptomatic Relief of Anxiety with Meprobamate, Phenobarbital and Placebo*, American Journal of Psychiatry, 1959, 115: 905-910

Winstead-Fry P., Kijek J.: *An integrative review and meta-analysis of therapeutic touch research*, Altern Ther Health Med 1999, 5: 58-67

Wolf FA.: *Parallele Universen*, Insel, Frankfurt a. M. 1993

Zeh DH.: *Ist das Problem des quantenmechanischen Messprozesses nun endlich gelöst?*, Spektrum der Wissenschaft, 2001, 4: 72